Marina Schnurre / Renate Kreibich-Fischer

Ich will fliegen, leben, tanzen

HERDER / SPEKTRUM
Band 4060

Das Buch

Sehnsüchte und Ängste, Enttäuschungen und Wünsche: Während einer ernsthaften Krankheit taucht etwas, was oft lange unterdrückt war, schnell an die Oberfläche. Marina Schnurre und Renate Kreibich-Fischer begleiten krebskranke Menschen durch ihre Krankheit: Und nicht selten wird an deren Lebensgeschichten klar, daß ihre Krankheit nicht nur organisch ist. Eine Krankheit kann auch dazu auffordern, das Leben neu zu sehen und zu gestalten, Möglichkeiten zu entdecken, die verschlossen schienen. Die Autorinnen erzählen die Geschichten von Menschen, Biographien, in denen immer wieder deutlich wird, daß jede Krankheit eine ganz persönliche Botschaft enthält. Marina Schnurre war selber krebskrank und erzählt in diesem Buch auch ihre eigene Geschichte. Ihre Krankheit bedeutet für sie eine Wende hin zu mehr Lebensfreude und zum bewußteren Leben. Aus ihr erwächst für sie die Motivation, sich zur Therapeutin ausbilden zu lassen. Ein Buch, das im Ton humorvoll und optimistisch ist, ernsthaft und zärtlich und voller Menschlichkeit.

Die Autorinnen

Marina Schnurre ist Schriftstellerin, Therapeutin und Malerin. Sie ist ausgebildet in Gestalttherapie und Psychodrama, ist aktiv in der Krebs-Selbsthilfe, war selbst krebskrank. Sie arbeitet als Therapeutin in einem Krankenhaus in Moabit und ist tätig in der Weiterbildung. Bei Herder: „Sprich mit mir, damit ich mich fühle. Wie Krebskranke und Angehörige eine neue Beziehung finden können".
Renate Kreibich-Fischer ist Diplompsychologin und arbeitet als Psychotherapeutin im Berliner Krankenhaus Moabit.

Marina Schnurre / Renate Kreibich-Fischer

Ich will fliegen, leben, tanzen

Zwei Frauen arbeiten mit Krebskranken

Herder
Freiburg · Basel · Wien

Herstellung: Freiburger Graphische Betriebe 1992
Umschlaggestaltung: Joseph Pölzelbauer
Umschlagmotiv: „Vogelflug I" von Georges Braque
ISBN 3-451-04066-2

Epikrise

Bei Frau Marina Schnurre, geb. 7.12., wohnhaft in Berlin 38, wird seit dem 16.5.1978 eine adjuvante Chemotherapie mit Endoxan, Methotrexat und Fluoro-Uracil durchgeführt. Bei der Patientin war 1975 ein Mamma-Karzinom im oberen inneren Quadranten der rechten Mamma aufgetreten. Es wurde eine Tumorexstirpation 1975 mit gleichzeitiger subpectoraler und infraclaviculärer Lymphknotenausräumung vorgenommen. Gleichzeitig erfolgte eine Bestrahlung der Supra-Infra-Clavicularregion und der parasternalen Lymphknoten (Kobalt-Pendelung). Im gleichen Jahr erfolgte eine axilläre Lymphknotenausräumung. 1977 Entfernung eines Lokalrezidivs. Im gleichen Jahr eine Ablatio mammae. 1978 Entfernung des lokalen Tumorrezidivs und eine Nachbestrahlung (Betatron-Elektronen).

Ich rufe Renate an: „Du, ich komme morgen etwas später, muß zur Nachsorge."

„Ist denn etwas Besonderes?"

„Nein, nur die übliche Routineuntersuchung."

„Aber deine Stimme klingt so gepreßt."

„Supra-Infra-Clavicularregion, Methotrexat und Fluoro-Uracil."

„Marina, sag mal, was ist denn los mit dir?"

„Och, ich hab' nur gerade meine Krankengeschichte durchgeblättert."

„Na und? Die kennst du doch."

„Schon, aber wenn ich sie lese, werde ich wütend. Als Person kann ich mich dahinter überhaupt nicht mehr erkennen. Ich will mich nicht auf eine halbe Seite reduzieren lassen."

„Ist ja auch nur ein Teil von dir."

„Ja, aber ein ganz wichtiger. Einer, der viel in Bewegung gebracht hat."

„Stimmt, ohne deine Krankheit würden wir beide nicht im Krankenhaus arbeiten. Und dieses Gefühl, nicht ganz wahrgenommen zu werden, obwohl sie sich verändert haben durch die Krankheit, kennen doch viele Patienten."

„Du, hör mal, Renate, wollen wir darüber nicht etwas schreiben? Über unsere Erfahrungen mit Patienten, Ärzten, dem Pflegepersonal, über den Alltag im Krankenhaus und unsere verschiedenen Arbeitsmethoden? In diesen fünf Jahren haben wir doch eine Menge erlebt. Vielleicht könnte das auch anderen Menschen Mut machen und einen Anstoß zum Ausprobieren geben? Wir müßten eben nur sehr subjektiv vorgehen und einiges von dem, was wir in unserer Arbeit erlebt haben, verschlüsseln, versteht sich, denn wir wollen ja weiterarbeiten. Na, wie findest du die Idee?"

„Tja", sagte Renate, „warum eigentlich nicht?"

Ein Sonntagsausflug

Montagmorgen. Ich verlasse den Grünen Bezirk Zehlendorf in Richtung Tiergarten. Auf der Stadtautobahn ändert sich die Landschaft: die Bäume vom Grunewald, das Kongreßzentrum, die Häuser der Gründerzeit in Charlottenburg. Bald taucht die Industrielandschaft von Tiergarten auf, der Binnenhafen und die Schornsteine der Fabriken.

In Gedanken plane ich den Tag: Frau Heinrich kommt heute zur Therapie, nicht vergessen, einen Termin mit ihrem Mann zu vereinbaren; Schwester Lore ansprechen wegen der Beschwerden von Frau Mohn ...

Das Krankenhaus ist vertraut, auch in seiner Häßlichkeit. Die rote Backsteinarchitektur ist märkisch, aber die Neubauten der sechziger und späterer Jahre verletzen das Auge. Andererseits: gibt es in irgendeinem Krankenhaus in Berlin so schöne und gepflegte Gärten wie in Moabit?

Beim Eintritt ins Zimmer klingelt das Telefon: „Ist Frau Schnurre da?" – „Nein, noch nicht, kann ich etwas ausrichten?"

Bevor ich das Zimmer verlasse, klingelt wieder das Telefon:

Dr. Herbst: „Na, ist ja ein Kunststück, Sie zu erreichen. Denken Sie heute an Frau Lang, zehn Uhr auf Station?"

Zuerst besuche ich die Patienten, die vorübergehend täglich betreut werden, weil es ihnen so schlechtgeht oder weil sie spezielle Probleme haben, die einen intensiveren Kontakt erfordern.

Später, auf dem Weg zu Marina, treffe ich Frau Fleischer, die auf dem Flur der Station 13 sitzt. Ich wollte sie heute nicht besuchen, aber sie sitzt so merkwürdig blaß und in sich gekehrt da. Sie hatte gestern Urlaub.

„Frau Fleischer, was ist, Sie sehen nicht gerade glücklich aus?"

Wortlos fängt sie an zu weinen. „Ja, es geht mir schlecht." Die „Werte" sind allerdings in Ordnung, keiner mag so recht glauben, daß es ihr nicht gutgeht. „Sie hatten doch gestern Urlaub und hatten sich so darauf gefreut."

„Ja, hatte ich ... mein Mann wollte etwas mit mir unternehmen, hatte mich ins Auto gesetzt ..."

Ich kannte seine Leidenschaft, möglichst viele Kilometer in möglichst kurzer Zeit zurückzulegen.

„Wie viele Kilometer waren es diesmal?"

„Ich glaube so um 100."

100 km durch Berlin an einem Sonntagnachmittag mit einer schwerkranken Frau!

„Wie war das für Sie?" Sie antwortete nicht darauf.

„Ja, mein Mann wollte ... Mein Mann hat ... Mein Mann."

Sie beruhigte sich langsam.

„Heute will ich nichts mehr hören und sehen", sagt sie mit Nachdruck.

Diese Feststellung scheint sie zu befriedigen. Sie will niemanden zu sich lassen, den Nachmittag so verbringen, wie sie es gern möchte.

Hoffentlich hält Günther durch

Frau Vogel hat sich nun doch für die Chemotherapie entschieden, obwohl die Ärzte ihr wenig Hoffnung gemacht und diese Behandlung als letzten Versuch angeboten haben, die schnell wachsenden Metastasen aufzuhalten.

„So klar ham se mir det natürlich nich verklickert", sagt sie. „Sie wissen doch, die ham so 'ne Art Vaschleierungstaktik. Ham wohl Schiß, det ick zusammenbrech', wenn se mir die Wahrheit sag'n. Nee, nee, nach'm Tod von mein Harry kann mir nischt mehr umhaun. Wollt ja sowieso nich mehr leben ohne Harry. Der Krebs weeß det ooch. Is 'ne Art Selbstmord. Alleene hätt' ick det nich fertijebracht, bin ick zu feije zu. Und Jünthern hätt' ick det ooch nich könn antun. Aber jejen so 'ne Krankheit is ma ja machtlos, oder? Aber nu, nu hat Jünther mir überredet. Er sacht, er braucht mir. Jetz, wo Pappa dot is, dürft' ick nich ooch noch die Kurve kratzen. Deswegen versuch' ick's nu mit die Chemo.

Komm Se, wir jehn een verkasematuckeln, eh die mit de Spritze komm", sagt sie und kramt ihre Zigaretten aus dem Nachttisch.

Hoffentlich hält Günther durch, denke ich, und schäme mich gleichzeitig für den Gedanken.

Herr Arnold

„Haben Sie Zeit für einen Mann?" Dr. Rudolf steuert auf mich zu.

„Kommt drauf an, für jeden natürlich nicht."

„Aber wenn er Patient ist doch sicher."

„Herr Arnold ist vierzig Jahre alt, Hodenkrebs, wahrscheinlich Metastasen, liegt in der 54, wir sehen uns später."

Ich suche mir die Akte heraus und versuche, mehr über den Patienten zu erfahren.

Wieder ein Mann, denke ich, ich habe schon mehrere Männer in der Beratung. Das ist längerfristig meistens anstrengender als mit Frauen. Sie sind spröder, manchmal mißtrauischer, sie können selten über ihre Gefühle sprechen. Meistens wollen sie sich nicht so hilflos sehen, sie möchten nicht von der Rolle abweichen, die sie außerhalb des Krankenhauses einnehmen. Auch ich finde mich oft in einer Rolle wieder: Ich nähere mich männlichen Patienten bei den ersten Kontakten oft verstandesbetonter als Frauen. Meine längsten und intensivsten Gespräche habe ich allerdings auch mit Männern gehabt.

„Was, Psychologin sind Sie? Und was hat das bitte mit meinem Krebs zu tun?"

Ich finde diese Frage inzwischen nicht mehr originell und muß meine leichte Ungeduld bezähmen.

„Das weiß ich nicht, ich kenne Sie ja noch gar nicht."

Er sieht mich jetzt etwas freundlicher an.

„Mein Kopf ist jedenfalls in Ordnung, da oben stimmt's noch."

Ich lache, und es reizt mich zu sagen: Das woll'n wir erst mal sehen.

„Sie wollen damit sagen, daß Ihre Krankheit nicht im Kopf ist?"

„Nein, daß ich nicht reif bin für die Klapsmühle, wenn ihr mir schon einen Psychologen schickt."

„Aha, die Psychologen sind die Vertreter der Klapsmühle. Und eigentlich meinen Sie, daß die auch selbst dahin gehören, stimmt's?"

Er sieht mich jetzt zweifelnd an: „Wenn ich Sie so sehe, vielleicht nicht, aber was da so alles Psychologe ist, da kann es einem ja grausen."

„Hm, Sie scheinen ja Erfahrung zu haben und schlechte dazu. Da werden Sie ja ein ganz harter Brocken für mich."

Jetzt lächelt er.

„Wissen Sie, ich kann Sie beruhigen, die Medizin müssen Sie schlucken, mich müssen Sie nicht schlucken. Ich gehöre nicht zur Grundausstattung. Sie können mit mir Kontakt haben oder nicht und können die Gespräche jederzeit einseitig kündigen, ja?"

„Das klingt beruhigend, aber was wollen Sie nun von mir?"

„Ich will nichts von Ihnen, aber vielleicht wollen Sie etwas von mir?

Sie wissen offensichtlich, daß Ihr Körper krank ist, Ihr Kopf ist gesund – wie Sie sagen –, aber vielleicht haben Sie noch Gefühle im Zusammenhang mit der Krankheit, Wünsche, Befürchtungen ..."

„Ja ..., aber das kann ich gar nicht so trennen ..."

„Ah, das finde ich auch ..."

„Ich will hier jedenfalls alles schnell hinter mich bringen und dann bald wieder raus."

„Sie sehen den Aufenthalt im Krankenhaus als lästige Unterbrechung Ihres normalen Lebens?"

„Klar, wenn's schon sein muß, dann will ich da durch und dann mein Leben wie vorher aufnehmen."

„Sie scheinen ungeduldig zu sein, sie möchten offenbar in ein befriedigendes Leben zurück."

Er sieht mich an. „Na ja, wie man's nimmt. Man hat ja schließlich Verpflichtungen." Er sagt nicht „ich" habe Verpflichtungen, sondern „man".

Sein Gesicht wird wieder verschlossener.

„Ja, das verstehe ich."

Wir sprechen noch über allgemeine Dinge, übers Essen und die Schwestern. Mit seiner Unterbringung scheint er zufrieden zu sein.

„Nun, wollen Sie mich wiedersehen?" Ich denke noch, daß das wohl heute eher ein Schlagabtausch als ein therapeutisches Gespräch war.

„Na, wenn Sie als Mensch kommen, gern. Aber einen Psychologen brauche ich nicht." Wir lachen.

„Finde ich auch einfacher, als Mensch zu kommen."

Meine schlimmste Narbe ist unsichtbar

„Na endlich, Marina, wir haben dich überall gesucht", begrüßt mich Schwester Erika. „Wir haben eine Neue, die weint und weint. Sie will uns nicht sagen, was los ist. Wir sind alle schon ganz ratlos. Vielleicht hast du mehr Glück."

Als ich das Zimmer von Frau Sander betrete, fällt mir als erstes der starke Geruch auf. Irgend jemand scheint alle Blumenläden leergekauft zu haben. Auf dem Tisch und der Fensterbank quellen die Vasen über von Margeriten, Rosen und Rittersporn. Von Frau Sander selbst ist außer einem dunklen Haarschopf nichts zu sehen. Nur die Bettdecke zittert rhythmisch, und hin und wieder ist ein Schniefen zu hören. Ich räuspere mich, mein Klopfen scheint sie überhört zu haben. Unschlüssig warte ich. Ob sie in Ruhe gelassen werden möchte oder ob ich doch vielleicht ...? Während ich noch überlege, wie ich mich bemerkbar machen soll, fällt mir die Parkklinik ein.

Parkklinik

Ich werde für die Operation vorbereitet. Wolf steht am Fenster, schaut diskret nach draußen. Nenad, dreieinhalb Jahre alt, beobachtet interessiert alle Handreichungen der Schwester.

„Warum muß sie denn eine Mütze tragen, und wieso ziehst du ihr Strümpfe an?" – „Aua", sagt er und verzieht stellvertretend sein Gesicht, als ich die Beruhigungsspritze bekomme. „Ich will mit." – „Aber nur bis zum OP", erlaubt sie. Der Flur scheint kein Ende zu nehmen. Nenad hält meine Hand, kann mit seinen kleinen Beinen kaum Schritt halten. „So, du mußt dich von deiner Mami verabschieden, wir sind da." – „Gleich", sagt Nenad, „ich muß noch ein Abschiedslied singen." Er stellt sich in Positur und legt los. „Im Märzen der Bauer ..." Wolf zieht hörbar die Nase hoch, die Schwester räuspert sich, und ich gleite mit dem Lied meines Sohnes im Ohr hinüber in den Wattetraum.

Ich liege im Bett und warte. Meine Operation ist nun schon fünf Tage her, und ich will das Ergebnis wissen.

„Lieber Gott, bitte laß es nichts Bösartiges sein. Ach, es wird schon nichts Schlimmes sein ..., aber wenn doch ...? Na ja, muß ja nicht. Nein ... ja, aber ... nein."

Ich habe das Klopfen überhört. Weiße Gestalten schieben sich in mein Zimmer. Ich erkenne nur den Chefarzt. Am Fußende, umgeben von weißen Schwänen, gesichtslos, spricht er in meine Richtung: „Wie geht's uns denn heute?" Ich will mein Ergebnis wissen, denke ich. „... schmeckt das Essen wieder?" Ich will mein Ergebnis ... „... Haben die Schmerzen abgenommen?" Ich will mein ... „... Können Sie besser schlafen, den Arm bewegen, aufstehen, was macht das Fieber, die Werte ...?" Ich will ...

„Frau Schnurre, wann kommt Ihr Mann?" Verblüfft antworte ich: „Heute nachmittag, warum?"

Die Schwäne gleiten zur Tür. Schon im Hinausgehen sagt die Chefarztstimme: „Wir haben da wieder was gefunden und wollen mit Ihrem Mann darüber reden. Auf Wiedersehen, bis heute nachmittag."

Die Tür wird zugezogen.

Ich bin allein und weine. ‚Es muß also schon so schlimm um mich stehen, daß der Arzt nur noch mit Wolf darüber reden kann', denke ich. „Wieder was gefunden" heißt Krebs. ‚Also Schmerzen, Siechtum, Tod', denke ich.

Ein Kastanienbaum steht im Hof. Blumenrabatten und geharkte Wege, zwei Bänke. Unter meinem Fenster Büsche. Mein Zimmer liegt im ersten Stock. Aussichtslos also. Ich klingle. Niemand kommt. Langsam schlägt meine Hoffnungslosigkeit in Wut um. Es ist mein Körper, meine Brust, und zwei Männer wollen darüber reden. *Ich* bin doch die Patientin, aber mich sehen die ja gar nicht mehr.

Als ich bis hierher gedacht hatte, führte ich ein Telefongespräch. Mit meiner Freundin Renate. Wolf, das wußte ich, sitzt an den letzten Seiten seines Buches, den wollte ich jetzt nicht stören, zumal er ja das Ergebnis früh genug erfahren würde. Renate kommt sofort, verläßliche Freundin, nimmt mich in den Arm, tröstet. Wir sind dann beide in das Schwesternzimmer gegangen.

„Warum ist denn niemand gekommen, als ich geklingelt habe“, will ich wissen. Verlegen schauen die Schwestern in ihre Kaffeetassen. „Sie waren immer so eine liebe Patientin, immer so mutig und fröhlich. Als sie anfingen zu weinen – wir haben einfach nicht gewußt, was wir mit Ihnen machen sollten.“

Therapie gegen die Angst

Fluchend trotze ich dem Regen auf der Stadtautobahn. Dabei denke ich mit ziemlichem Unbehagen an das gestrige Gespräch mit Frau Ondrich.

Frau Ondrich hat Brustkrebs, ist aber nicht in unserem Krankenhaus behandelt worden. Sie ist eine Patientin von „außen“ und möchte eine Beratung.

Sie hat nicht selbst angerufen. Ihr Mann hat mit mir gesprochen und berichtet, daß sie mit ihrer Situation überhaupt nicht zurechtkäme. Frau Ondrich ist Mitte Vierzig und hat zwei schulpflichtige Kinder.

„Sie sind Frau Kreibich?“

„Ja, Ihr Mann hatte bei mir angerufen.“

Sie sitzt mir schmal und gepflegt gegenüber und sagt zunächst nichts. Dann erzählt sie knapp, daß die Brustamputation vier Wochen zurückliegt.

„Sie sind traurig über den Verlust der Brust?“

„Nein, das ist es nicht, aber die Angst.“

„Die Angst, es könnte nicht alles weg sein?“

„Ja.“ Dann schweigt sie wieder lange.

„Ich kann die Unsicherheit nicht ertragen. Nichts ist mehr wie vorher.“ Vorwurfsvoll und anklagend sagt sie das. Sie strahlt so viel Hoffnungslosigkeit aus, daß ich das Gefühl bekomme, daß ihr Leben vorher auch nicht gut gewesen sein kann. „Jetzt muß ich immer mit der Angst leben, daß ich wieder krank werde. Es gibt nichts, was ich ohne diese Angst erlebe. Ich denke den ganzen Tag daran. Die Angst kommt immer zu den ungünstigsten Gelegenheiten, wenn wir eingeladen sind, im Konzert ..."

„Was würden Sie denn als ‚günstige' Gelegenheit ansehen?"

„Ich weiß nicht, aber doch nicht, wenn alle meinen, daß es für mich schön ist."

„Wenn man Angst hat, etwas zu verlieren, kann der Schmerz in schönen Situationen besonders groß sein."

„Ja, vielleicht ... auch wenn die Sonne scheint ..."

„Dann haben Sie Angst, Sie könnten eines Tages die Sonne nicht mehr sehen?"

„Ja." Sie schluckt, dann hat sie sich wieder in der Gewalt.

„Was hatten Sie eigentlich für Erwartungen, als Sie hierher kamen?"

„Eigentlich wegen meiner Angst ... ich meinte, Sie könnten da was machen ..."

Sie meint, ich könnte ihre Angst in ein Kästchen tun und das wegtragen, damit sie sie für immer los wäre.

„Frau Ondrich, möchten Sie nicht öfter hierher kommen, damit wir Ihrer Angst mehr auf die Spur kommen?"

„Nein, auf keinen Fall, ich weiß ja, woher die Angst kommt, von dieser Krankheit ... Sie können mir da wohl auch nicht helfen." Marina ist inzwischen da und hört zu.

Das ist die Vorstellung der meisten Patienten über ihre Angst: Man muß sie schnell loswerden.

Ich frage vorsichtig nach, wie das vor ihrer Erkrankung mit der Angst war. So kurz nach der Operation, muß da Angst schon bewältigt, weggedrängt oder vernichtet sein? Kann man die Bewältigung von Angst als Ergebnis einer Veränderung sehen? Frau Ondrich spricht langsam, ist skeptisch bis zur Unfreundlichkeit, denkt nach, wird manchmal lebhafter. Sie spricht intelligent und doch eingeschränkt über sich. Wir machen einige Vorschläge, was sie für sich in der Situation tun könnte. Frau Ondrich kaut förmlich auf ihren Einwänden, ich habe nicht das Gefühl, als wäre sie heute sich schon bewußt, was auf sie zukommt: Weiterleben trotz Bedrohung.

Und dann kommt unverkennbar die Enttäuschung:
„Na ja, Sie können mir da wohl auch nicht helfen …"
Ich bin erschöpft und gehe auf die Station.

Ich komme gerade noch zur rechten Zeit, um unserer Freundin Elvira bei der Therapiespritze zu helfen. Elvira hat immer Angst vor der Therapie, die mit der Dauer der Behandlung zunimmt. Manchmal ist ihr schon übel beim Anblick des Krankenhauses. Sie weiß alles über ihre Krankheit und ist oft erstaunt, wie wenig sie ihre Reaktionen über den Kopf steuern kann.

„Manchmal weiß ich gar nicht, wozu ich dieses Ding überhaupt habe."

„Was, den Kopf?"

„Ja, er nützt mir nichts mehr."

„Später wird es dir schon wieder einfallen."

Sie hat geschwitzt, und die Verdunstungskälte hat aus ihren Armen eiskalte, steife Gliedmaßen gemacht, so daß ihre ohnehin schon schlechten Venen noch weniger zu finden sind. Dr. Degen ist geduldig, gibt sich viel Mühe. Wir legen ihren Arm in warmes Wasser, und mit gutem Zureden gelingt die ganze Prozedur.

Elvira hat einen guten Zugang zu ihren Gefühlen, und trotzdem hatte sie während des ganzen Jahres der Chemotherapie immer wieder anfallartig diese Angst. Wir haben darüber gesprochen, und so sagt sie auch heute wieder:

„Wenn du wüßtest, was ich für Angst habe …"

Plötzlich denke ich an das Gespräch mit Frau Ondrich.

Ein bißchen bänglich frage ich sie:

„Sag mal, Elvira, was erwartest du eigentlich von mir, wenn du Angst hast?"

Sie schaut mich verblüfft an.

„Eigentlich hätte ich ganz gern, daß du meine Angst nimmst und sie wegschaffst."

„Aber du weißt doch, daß ich deine Angst nicht einfach wegschaffen kann."

„Klar, weiß ich, aber schön wäre es doch."

Wir lachen, aber ich bin auch traurig. Ich finde diesen

Wunsch ganz natürlich. Was ist das schon für eine Hilfe, wenn der Arzt sie nicht gesund macht und ich ihr nicht die Angst nehmen kann?

Wir reden über den Pullover, den sie gerade strickt. Sie ist schon ziemlich weit damit, und ich freue mich über jeden Pullover, den sie fertig hat, und noch mehr darüber, wenn sie ihn auch anziehen kann.

Ich frage nach Gert, ihrem Mann.

Ja, Gert hat auch gesagt, daß ich schließlich dafür da sei, ihr die Angst zu nehmen, sonst sei ich ein schlechter Psychologe.

„Na, der macht's sich ja leicht." Wir lachen.

Die Schwierigkeit beim Wünscheäußern

Ich bin früher als sonst im Albrecht-Achilles-Haus, um für die Selbsthilfegruppe aus einer Zeitschrift einige Fotokopien zu machen. 30 Tips, was und wie man in Berlin auf ungewöhnliche Art etwas unternehmen kann. Von der Fahrt mit einer Rikscha bis hin zu Adressen von alternativen Backstuben, wo man beim Backen zusehen kann, sind es eine Fülle ungewöhnlicher Anregungen. Mir ist aufgefallen, daß bis auf einige zaghafte Versuche nur wenige Aktivitäten von den einzelnen entwickelt werden.

Als wir noch vor einigen Wochen über eigene Wünsche sprachen und eine Liste zusammenstellten, konnten die meisten Teilnehmerinnen keine oder nur wenige eigene Wünsche äußern. Im Gegenteil: Die meisten schienen zufrieden und wunschlos zu sein. Es dauerte einige Zeit, bis zaghafte Sätze kamen wie:

„Ach, es wäre schön, ein eigenes Eckchen zu haben."

„Ich möchte mehr Zeit für mich, zwei Stunden am Tag ungestört alleine sein." – „Ein eigenes Konto haben." – „Mit einer Freundin verreisen." – „Mal einen Tag nicht kochen müssen." – „Einen freien Abend haben, an dem ich machen kann, was ich will." – „Nein sagen können."

Aus allem ergab sich, daß die meisten große Schwierigkeiten haben, für sich selbst etwas zu fordern, und sich meist nur durch Familie oder Arbeit bestätigt sehen.

Ich habe aus dieser Erfahrung gelernt und beginne die Abende oft mit einem Interaktionsspiel, das die eigene Wahrnehmung trainiert. Heute allerdings habe ich ein heikles Thema vor und bin auf Widerstände gefaßt.

Nachdem ich in letzter Zeit oft von einzelnen Gruppenmitgliedern zu Hause angerufen worden bin, die mir ihren Unmut oder Ärger über andere mitteilen wollten, habe ich mir vorgenommen, über unterdrückte Aggression zu arbeiten. Als ich das der Gruppe mitteilte, kommt gleich Gegenwehr. Sätze wie:

„Aber wir sind doch eine harmonische Gruppe und mögen uns alle gerne. Draußen erlebt man schon so viel Ärger, warum mußt du den denn hier noch provozieren?" – „Ich kann niemandem weh tun!" usw. usw. Ich versuche zu erklären, daß in der Gestalttherapie die Beziehung der eigenen Person zu sich selbst geklärt werden soll. Wir wollen gemeinsam lernen, verantwortliches Handeln aufgrund eigener Prinzipien zu trainieren. Ich erkläre, daß es eine ganz normale Reaktion sei, sich durch Kommentare einer neuen Erfahrung zu entziehen. Eine meiner Aufgaben als Therapeutin sei es aber, alle Versuche zu verhindern, den eigenen Konflikten auszuweichen, um durch Selbstwahrnehmung und Selbsterleben im Hier und Jetzt das Gewohnte loszulassen und sich auf das Unbekannte einzulassen.

Wir sitzen im Kreis, und ich spreche meine linke Nachbarin an, um zu demonstrieren, wie unser Spiel laufen kann. Vielmehr: Ich will meine linke Nachbarin ansprechen, aber ich komme gar nicht dazu, denn kaum öffne ich den Mund und sage: „A", da wird Anne weiß wie die Wand, zittert, sagt: „Nein, nein, nein", nimmt ihren Stuhl und flüchtet sich zwischen zwei andere Frauen. Einen Augenblick zögere ich und befürchte, die Gruppe zu überfordern. Doch die anderen schauen mich erwartungsvoll an, so daß ich es noch einmal versuche.

Ich sage: „Ute, ich mag an dir, daß du immer so zuverlässig

bist, immer pünktlich und freundlich. Aber womit ich nicht so gut umgehen kann, das ist die Reserviertheit, die du oft ausstrahlst, und deine exakte Grenzziehung, die mich nicht näher an dich heranläßt." Und Ute soll mit einem stereotypen Satz antworten.

„Danke, Marina, daß du mir das gesagt hast, aber ich bin nicht auf der Welt, um so zu sein, wie du mich haben möchtest."

Wir spielen das Spiel einmal durch, wobei es immer wieder lange Pausen beim Negativsatz gibt und Bemerkungen wie:

„Also, Positives könnte ich in Mengen sagen, aber mir fällt zu dir nichts Negatives ein, ich mag dich rundherum."

Bei der Auswertung fällt uns dann gemeinsam auf, daß die meisten große Schwierigkeiten haben, Negativgefühle zuzulassen und auszudrücken. Lieber selbst etwas Kritisches hören als jemandem weh tun, das ist die Tendenz. Der Abend wird noch turbulent, als Maria beim Feedback massiv ihr Unbehagen äußert. Ihr erscheint die Gruppe zu angepaßt und höflich. Auch das Thema Sexualität wird ihr zu wenig erwähnt. Auf Einwände, sie selber erkläre doch allen immer wieder, keine Probleme zu haben, fängt sie plötzlich an zu weinen und erzählt von ihren Ängsten und Schwierigkeiten.

Zum erstenmal fühlt sich die Gruppe Maria sehr viel näher und kann ihre oft schaumschlägerischen Erzählungen einordnen als das, was sie wirklich sind: der verzweifelte Versuch, ihre Ängste und Depressionen durch forciertes Auftreten zu vertuschen.

Dieser Abend zeigt mir wieder einmal, wie wichtig die beständige Arbeit an uns selbst ist. Und wie klein unsere Schritte in Richtung Autonomie sind, und damit zu psychischem Wohlbefinden. Erziehung, Normen der Gesellschaft um uns herum, aber auch der vermeintliche Zwang, den Vorstellungen und Erwartungen anderer entsprechen zu müssen: das alles kann zur Selbstentfremdung führen, zu Deformationen der eigenen Persönlichkeit. Wir sind deshalb oft nur langsam bereit oder in der Lage, uns von falschen Zwängen freizumachen. Es kostet Kraft und Mut, eine andere Richtung einzuschlagen und unsere Krankheit als Hinweis zu deuten, endlich unseren eigenen Rhythmus zu erkennen und nach unserer eigenen Weise zu leben.

Blumen für die Lebenden

Schwester Regina zieht mich am Ärmel.

„Heute früh ist Frau Daniel gestorben. Du hast sie doch lange betreut. Willst du sie noch einmal sehen? Sie liegt noch in ihrem Zimmer."

Ich sträube mich ein bißchen. Ich kann nicht so gut wie die Schwestern damit umgehen, und mein Abschied von dieser Lebens- und Leidensgeschichte war vollzogen.

Frau Daniel war eine ältere Patientin, die lange bei uns war und deren schrullige Exzentrik ich mochte. Sie war auch eitel, lag mit Spitzennachthemdchen und dem süßlichen Parfüm wie eine Prinzessin im Bett.

Wir betreten das Zimmer. Sie ist unverändert, klein und gepflegt. Sie liegt da, als wäre sie in einen friedlichen, tiefen Schlaf versunken.

Ich streiche über ihre kühle, pergamentige Haut und betrachte mit Bedauern ihr Gesicht, das nun nie mehr seinen Ausdruck verändern wird. Sie war eine große Selbstdarstellerin mit einer vielfältigen Mimik.

Schwester Regina war beschäftigt. Sie nahm das Kinntuch ab, drückte das eine Auge noch etwas zu, zog das Laken glatt. Dann nahm sie ihr die roten Rosen aus der Hand, steckte sie in eine Vase. Ich staunte. Später verströmten sie ihren Duft im Schwesternzimmer.

Frau Vogel

Frau Vogel ist zur zweiten Chemotherapie wieder da. Sie hat den ersten Durchlauf gut überstanden. „Ooch meene Haare sin ma treu jeblieben", bemerkt sie fröhlich, obwohl wir vorsorglich schon eine Perücke besorgt hatten. Die Station freut sich über ihre „muntere Kodderschnauze", und Frau Vogel geht erstmals alle Bekannten besuchen.

Mir ist mulmig zumute. Es ist der 17. Mai. Heute vor genau acht Jahren bekam ich meine erste Chemotherapie auf dieser Station. Ich entsinne mich genau. Noch heute hängt das gleiche Bild an der Wand, auf das ich damals dauernd starrte. Nur das Hochhaus auf der anderen Seite des Gartens war noch nicht fertig, es wurde dauernd daran gebaut. Und bei jedem neuen Besuch im Krankenhaus konnte ich die Fortschritte beobachten. Bald kannte ich die einzelnen Handwerker und freute mich, wenn sie schon wieder ein Stockwerk höher gezogen waren. Mein Unbehagen vor der Infusion übertönte ich mit forcierten Fragen nach den Familiengeschichten von Frau Dr. Busse. Ich wußte bald viel über ihre Kinder, ihre Ehe und ihre Zukunftspläne. Wolf kam jedesmal mit zur Therapie, saß am Tisch, las oder schrieb und vermittelte mir viel Zuversicht.

Es gab einen heftigen Streit zwischen Prof. Porter und mir, als ich darauf bestand, nach der Beendigung der Infusion sofort nach Hause zu fahren.

„Aber wir müssen Sie wenigstens bis morgen noch hierbehalten, um sie zu beobachten."

„Ich kann hier aber nicht mehr liegen", sagte ich, „mir ist schlecht, und ich kann die Gerüche nicht ertragen. Zu Hause erhole ich mich schneller."

„Aber Sie haben das Bett nun schon belegt."

„Wollen Sie mich gesund machen oder das Krankenhaus?" empörte ich mich. Matt hob er die Schultern: „Ich bin dagegen", sagte er und ging aus dem Zimmer. Schwester Edith huschte leise herein und murmelte: „Schnell, schnell, die Luft ist rein. Sie können verschwinden."

Der letzte Sommer

Herrn Bahl geht es sehr schlecht. Er ist mit einer akuten Leukämie schon längere Zeit bei uns in Behandlung, und wir hatten ein offenes und herzliches Verhältnis zueinander. Das war nicht immer so. Ich entsinne mich, daß er mir am Anfang nicht so sympathisch war, ein Angeber, wie ich meinte. Ich hatte mich gründlich geirrt. Zwar konnten sein Äußeres und sein Gehabe diese Täuschung rechtfertigen, deswegen stimmte das aber trotzdem nicht.

Bald überraschte er mich beispielsweise mit präzisen Personenbeschreibungen der Ärzte und Schwestern. Gingen wir im Garten spazieren, wußte er auch über seltene Pflanzen genau Bescheid. Am schönsten aber waren seine Reisebeschreibungen von Spanien, vor allem über Mallorca, dessen unberührte Seiten er im Detail wahrgenommen hatte und leidenschaftlich liebte.

Ich habe das Zusammensein mit ihm genossen, und er hat mir die Gegenseitigkeit einer solchen therapeutischen Beziehung besonders bewußtgemacht.

In diesem letzten Sommer habe ich viel von ihm gelernt: Er kannte den Verlauf seiner Krankheit genau, wir konnten ganz offen miteinander sprechen.

An einem strahlenden Sommermorgen standen wir vor dem Gesundheitsamt. Er wollte so bald wie möglich in den Grunewald, weil „das doch sein letzter Sommer ist". Ich widersprach nicht, aber es tat mir sehr weh. Dann hat er mich getröstet:

„Wissen Sie, ich nehme jetzt vom Leben Abschied. Das ist der schönste Sommer seit Jahren. Für mich gemacht. Ich habe alles erlebt, was man im Leben erleben kann, wenn es gut ist. Alles andere wäre nur Wiederholung, und ich glaube nicht, daß ich es ein zweites Mal so genießen könnte. Ich finde es ziemlich egal, ob man mit 40 oder 60 stirbt. Wer bis 40 nichts erlebt hat, wird es auch bis 60 nicht mehr schaffen. So kann ich mich damit abfinden, daß ich eben ein bißchen jünger sterbe."

Ich konnte mich in diesem Moment nicht damit abfinden,

und mir strömten die Tränen über das Gesicht. Er hat mich verstanden.

Damals trafen wir uns häufig im Gesundheitsamt. Er wollte bis zuletzt die Stufen laufen und nicht den Fahrstuhl nehmen. Eines Tages sagte ich ihm, daß das doch eine unnötige Anstrengung sei. Er aber meinte:

„Das ist nur gut, an diesen Stufen kann ich meine schwindenden Kräfte kontrollieren. Sehen Sie, vorgestern konnte ich noch bis zu dieser Stufe da laufen, ohne anzuhalten. Heute sind es immerhin drei Stufen weniger."

Er sagte das mit einem unvergleichlichen Charme. Wir haben bis zu seinem Tod auch viel miteinander gelacht. Ich habe ihm manchmal gesagt, daß ich mich nicht damit abfinden kann, daß er sterben wird. Er hat mir zu erklären versucht, was das für ein Unterschied ist, ob man weiß, daß man stirbt, oder ob man zusehen muß, daß jemand stirbt. Das war so seine ironische Art, als sei das Sterben einfacher als das Zusehen.

Jetzt lag er wieder im Krankenhaus, offenbar war das eine Noteinweisung. Ich war sehr beunruhigt, denn ich wußte, daß er auf keinen Fall im Krankenhaus sterben wollte.

Zuerst ging ich auf die Station und fragte Schwester Edda nach seinem Befinden.

„Es geht ihm schlecht. Ja, aber er hält sich auch nicht gut, er ist dreckig."

Ich bin total verblüfft. „Dreckig, wieso? Ich hatte nie den Eindruck, daß er jemals dreckig war."

„Die Station schon."

„Wieso, was ist los?" Ich merkte, daß ich eine unglaubliche Wut bekam.

„Er läßt sich nicht waschen, keine Zähne putzen, will auch niemanden sehen, Sie brauchen gar nicht hinzugehen."

Ich lasse Schwester Edda stehen, nicht ohne mir vorzunehmen, ihr das „dreckig" heimzuzahlen. Ich bin nicht der Meinung, daß Patienten bis zum letzten Atemzug vorrangig allgemeinen Reinheitskriterien entsprechen müssen.

Er sitzt im Zimmer auf seinem Stuhl, und einen Moment lang bin ich erleichtert. Ich habe ihn zwei Tage nicht gesehen, er sieht gelb aus, ein Zeichen, daß die Leber nicht mehr arbeitet. Auf seinem Bett sitzt ein junger Mann, das muß Richard sein, sein Hausfaktotum, von dem er mir erzählt hat. Richard überrascht mich: blond gefärbte Haare, mindestens sechs Ohrringe, sehr jung, freundliches Gesicht.

Ich gehe auf Herrn Bahl zu. Er sieht in meine Richtung mit merkwürdig leerem Blick. Ich spreche ihn an, er weiß Bescheid. Richard erzählt, daß Herr Bahl seit dem Morgen nichts mehr sehen kann, er habe Blutungen im Auge. Ich hocke mich neben seinen Stuhl, wir sind auf gleicher Höhe, er dreht sich so, daß er mich an den Rändern etwas sehen kann.

„Ja, Frau Kreibich, so ist das. Ich sterbe heute. Ja, heute."

Ich sage nichts, er nimmt meine Hand und erzählt zusammenhanglos, was ihm in den Sinn kommt. Manchmal legt er seinen Kopf auf meine Schulter. Dann stören ihn die Haare. Richard sitzt noch immer auf seinem Bett, manikürt sich die Hände und lächelt freundlich in unsere Richtung.

Es ist ruhig und friedlich im Zimmer. Herr Bahl sagt etwas, ich frage nach, versuche, seine Gedanken weiterlaufen zu lassen. Die Vorhänge werden zurückgezogen. Obwohl es November ist, scheint die Sonne warm und mild ins Zimmer.

„Ja, wir haben uns zu spät kennengelernt."

Er lacht ein bißchen dabei. Ich weiß nicht, was er damit meint, und sage nichts. Vielleicht hätte er mich näher kennenlernen wollen?

Die Schwester kommt und will ihm eine Spritze geben, gegen die Schmerzen, wie sie sagt. Gegen das Bewußtsein, so meine ich. Sie fragt nicht, ob er Schmerzen hat. Er will keine Spritze, und so geht sie wieder. Wir unterhalten uns leise. Plötzlich verlangt er das Telefon. Er ruft seinen Anwalt wegen des Scheidungstermins an, der in zwei Wochen sein soll.

„Mit meinem Ableben ist heute zu rechnen."

Warum sagt er so etwas? Warum sagt er „Ableben" statt Tod?

„Ich muß unbedingt noch geschieden werden."

Ich höre nicht, was der Anwalt sagt, denke aber, daß das wohl nicht gehen wird. Irgendwie scheint ihn aber die Antwort des Anwalts zu befriedigen. Er legt auf.

„Es ist alles in Ordnung, er macht es." Später sitzt seine Frau vor der Tür, aber er läßt sie nicht ein.

Richard dreht das Radio an. Er langweilt sich sichtlich. „Lassen Sie das, Richard, es quält mich!"

„Ich dachte, Sie könnten eine Abwechslung gebrauchen."

Er lächelt freundlich.

Plötzlich kann Herr Bahl nicht mehr auf dem Stuhl sitzen. Richard trägt den großen Mann wie ein Kind ins Bett. Ich schiebe den Tropf hinterher. Er schwitzt, ist matt, will den Tropf abhaben. Richard gibt ihm zu trinken. Wir sitzen links und rechts an seinem Kopfende. Wie zwei Vögel, denke ich. Er faßt unsere Hände, läßt sie wieder los, ist unruhig. Einige Zeit später wird er wieder ruhiger.

Wir sprechen lange nichts.

Plötzlich hat Richard einen seiner merkwürdigen Einfälle. Mit einem Blick auf die Hände von Herrn Bahl sagt er: „Ich möchte Sie maniküren."

„Lassen Sie das, ich will das nicht."

„Würde aber viel besser aussehen." Richard mault. Ich lausche diesem makabren, aber ganz sanften Dialog. Herr Bahl bereitet sich auf seinen Tod vor, und Richard will ihm die Hände maniküren.

Herr Bahl vergewissert sich immer wieder unserer Gegenwart, faßt uns an, dann ist ihm Nähe unangenehm. Wir reden leise. Nun will er den Tropf abhaben. Ich frage die Schwester.

„Da muß er aber viel trinken, ich glaube nicht, daß er das macht."

„Na wird er schon." Und wenn nicht, was macht das denn, denke ich.

Es kommt zu einer starken Blutung. Wir drücken und drükken das kleine Loch, in dem die Nadel war.

Dann kommen zwei Männer. Freunde oder Geschäftspartner?

Sie waren mir sofort unsympathisch, allerdings wäre mir jeder unsympathisch gewesen, der unser ruhiges Gleichmaß gestört hätte.

Ich gehe aus dem Zimmer. Sehe noch, wie sie sich anstrengen, ihrer Vorstellung von der Situation entsprechend zu reagieren. Dann kommen die Verwandten, der Schwager, die Schwester, die sich um ihn gekümmert hat und die sehr unglücklich ist. Allerdings verbietet ihre kühle Ausstrahlung jede Kontaktaufnahme zu ihr. Dann setzt eine Geschäftigkeit ein, die mich überflüssig macht.

Am nächsten Tag bin ich verspätet. Das Auto ist nicht angesprungen. Richard empfängt mich vorwurfsvoll:

„Ich habe schon nach dir telefoniert." Ich registriere, daß er mich duzt. „Herr Bahl weiß sogar deine Nummer auswendig."

„Ja, ich gebe oft den Patienten meine Telefonnummer", sage ich merklich kühler.

Tatsächlich hat mich Herr Bahl nie zu Hause angerufen. Sein Zustand hat sich verschlechtert. Er schwitzt und kann nichts mehr sehen. Dieser Augenmensch. Ich war tief deprimiert, und ich dachte an Spanien.

„Die haben das mit den Augen hier gemacht. Die wollen mich umbringen." Ich fasse ihn an.

„Ja, die wollen mich umbringen!"

Hat er denn nicht das Gefühl gehabt, daß ihn hier alle mögen? Warum sollten sie ihn umbringen?

„Ich habe solche Angst."

„Angst, wovor?"

„Vor dem Sterben. Werde ich Schmerzen haben?"

„Nein."

„Bleiben Sie bei mir?" – „Ja."

„Richard auch?" – „Ja."

Er wollte alle um sich haben, gegen die Angst.

Ich wußte, daß die Familie heute eher kommen wollte, der Gedanke beruhigte mich nicht.

Der Schwager kam zuerst, später die Schwester. Ich holte Eiswasser, um seinen Mund zu befeuchten und zu säubern. Er wurde unruhig, schwitzte, zog sich aus. Seine Schwester versuchte, ihn zuzudecken. Unwillig schob er alles beiseite.

„Frau Kreibich kennt so was." Er wußte also, daß ich noch im Zimmer war. Ich sah, daß sein Körper durch Unterhautblutungen entstellt war.

Seine Schwester verlangte eine Spritze für ihn.

„Er soll schlafen, die Quälerei hat doch keinen Sinn."

Es war wohl eher ihre Quälerei, die beendet werden sollte. Er wollte keine Spritze, weil er keine Schmerzen hatte und weil er solche Angst hatte, nicht mehr aufzuwachen. Ich konnte mich nicht gegen den geballten Willen der Angehörigen und der Schwester durchsetzen. Nach einem kurzen Gerangel bekam er die Spritze.

Später kam ich nochmals zurück. Seine Schwester saß neben ihm und hielt seine Hand. Der Schwager las den „Stern". Herr Bahl schwitzte. Auf seinem Gesicht lagen große Schweißperlen. Richard sah ruhig aus dem Fenster. Als ich ging, wußte ich, daß ich ihn nicht wiedersehen würde. Er starb am nächsten Morgen um sechs Uhr.

Vorschrift hin, Vorschrift her

Heute morgen ein Anruf von Torsten mit der Bitte, zu seiner Freundin zu kommen. Seine Stimme klingt so drängend, daß ich meine Verabredung auf der Gynäkologie verschiebe und auf die Station renne. Geballte Mißstimmung schlägt mir entgegen. Torsten steht am Bett seiner Freundin. Hilflos. Die besonders beherrscht wirkende Schwester hat ein Thermometer in der Hand und redet auf die Patientin ein.

„Aber Sie müssen rektal messen."

Gisela sieht mich, schluchzt. „Ich kann nicht, ich hab' Schmerzen und Durchfall, ich kann doch auch unter dem Arm messen."

Schwester Beate heftiger: „Es muß rektal sein, das ist genauer."

„Aber ich geh' doch sowieso in zwei Stunden nach Hause. Da ist es doch gleich, ob es einen Strich mehr oder weniger hat."

Schwester Beate sehr bestimmt: „Nein. Die Fieberkurve muß stimmen."

„Dann geben Sie mir das verdammte Ding, und ich klingle, wenn ich fertig bin."

„Nein, es muß eine Schwester dabeisein, ich bleibe hier."

„Nein, ich will nicht rektal messen. Und wenn Sie dabei bleiben, mach' ich es schon gar nicht."

„Es muß aber sein, sonst können Sie nicht nach Hause."

„Auf der anderen Station hab' ich auch nicht rektal messen müssen. Die haben mich da nicht wie ein Kleinkind behandelt."

Schwester Beate streng: „Das ist mir egal. Hier ist es jedenfalls Vorschrift."

Gisela weint. Ich mische mich vorsichtig ein und sage: „Schwester Beate, ich bleibe jetzt solange hier und bringe dann das Thermometer raus, wenn Frau Gärtner fertig ist." Dabei sehe ich sie bohrend an. Vergebens.

Schwester Beate: „Nein, das geht nicht. Es ist Vorschrift, daß eine Schwester dabei bleibt."

Jetzt werde ich wütend: „Vorschrift hin, Vorschrift her! Der Mensch geht immer vor."

Sie sieht mich wütend an, gekränkt in ihrer Arbeitsmoral, dreht sich um und zischt drohend im Weggehen: „Wir sprechen uns noch."

Im Schwesternzimmer gab es dann noch ein langes Gespräch. Meine Argumente wollte Schwester Beate nicht akzeptieren. Am Grundsatz „Vorschriften müssen eingehalten werden, auch auf Kosten des momentanen Wohlbefindens" war nicht zu rütteln.

Mir fiel dabei ein, wie ich nach einer schwierigen Operation, endlich eingeschlafen, um fünf Uhr morgens erschreckt davon erwachte, daß ein kalter, nasser Lappen sich an meinem Hals und an den Ohren zu schaffen machte. Auf meine Frage „Was machen Sie denn da?" kam prompt die gleichmütige Antwort einer Schwester: „Na, ich wasche Sie."

„Ja, ich hab' doch gestern vor der Operation lange geduscht."

„Mag ja sein, aber hier ist es Vorschrift, jeden Patienten jeden Tag gründlich zu waschen."

Eigentlich möchte ich keine Gespräche ...

Frau Teichmann liegt mit einem Ovarialtumor auf der Station 7 B. Sie hat heute zwar überrascht, aber durchaus freundlich auf meinen Besuch reagiert.

Frau Teichmann ist 41 Jahre alt und arbeitet in ihrer eigenen Praxis als Steuerberaterin. Sie hat eine feste Vorstellung von der Funktion eines Psychologen auf dieser Station. Nach kurzem Gespräch sagt sie zu mir:

„Ach, wissen Sie, wenn irgendwelche Streßfaktoren zu Krebs führen, dann weiß ich nicht, warum ich diese Krankheit bekommen habe."

„Sie haben also keinen Streß?"

„Nein. Mir ging es immer gut. Ich habe mich immer ein bißchen wie die Prinzessin auf der Erbse gefühlt. Außerdem kam Krebs bei uns in der Familie nie vor. Ich wohne in einer schönen Gegend im Grünen, wo die Umwelt noch einigermaßen heil ist."

„Sie haben sich offenbar schon damit beschäftigt, wodurch man Krebs bekommen könnte, und haben keine der möglichen Ursachen bei Ihnen finden können?"

„Nein, eigentlich nicht ..., eine psychologische Betreuung habe ich auch immer abgelehnt, es ist mir eher unangenehm, über diese Dinge zu sprechen ..."

Das ist mir jetzt ganz recht, ich habe ohnehin zu viele Patienten und beschließe, mich mit einigen freundlichen Worten zu verabschieden.

Sie sieht mich etwas fragend an.

„Eine Sache würde ich doch ganz gern mal mit Ihnen besprechen ..."

„Ja, bitte ..."

„Mein Sohn ..., er reagiert doch erstaunlich kühl auf meine Erkrankung ..., er hat mich gefragt, ob ich an dieser Krankheit sterben kann ... Ich habe ja gesagt. Er war ganz ruhig, hat eigentlich gar nicht darauf reagiert."

Ich bin sehr berührt und merke, wie weh ihr das tut.

„Was hatten Sie für ein Gefühl dabei, hat es Sie sehr geschmerzt?"

„Man muß das vielleicht verstehen ..., er ist erst zehn Jahre alt ..."

Wenig jünger als mein Sohn, denke ich, unmöglich, daß der jetzt schon auf seine Mutter verzichten könnte.

Und das sollte ihr keine Probleme machen?

„Ich muß eine Lösung für den Sohn finden."

Was heißt das? Spürt sie doch ihre schlechte Prognose, obwohl sie sich nach außen nichts anmerken läßt?

„Wie meinen Sie das, Sie haben doch eine Familie, die sich um das Kind kümmern kann."

„Mein Mann fällt aus. Der ist Geschäftsmann und ständig unterwegs ... Der Sohn hat wenig Kontakt zu ihm. Meine Mutter kümmert sich jetzt, aber auf die Dauer geht das nicht. Sie ist so nervös und mit dem Kind überfordert. Sie verbietet ihm sehr viel. Dann haben wir noch das große Haus zu versorgen ... Mein Mann kann deshalb auch nicht oft ins Krankenhaus kommen", fügt sie noch entschuldigend hinzu.

Sie verstummt, als würde sie sich plötzlich daran erinnern, daß sie eigentlich keine psychologischen Gespräche führen wollte.

„Sie machen sich wohl doch Sorgen, wie das ohne Sie zu Hause gehen wird?"

„Ja ..., vielleicht könnten wir mal darüber reden, wie man das am besten organisieren kann."

Ich verspreche ihr, mir darüber Gedanken zu machen und sie bald wieder zu besuchen. Organisieren, sagte sie ...

Ich denke plötzlich an die Begegnung mit Frau März aus der Selbsthilfegruppe von Marina. Wir trafen uns auf der Straße, und sie hat mir fast beiläufig die folgende Geschichte mit ihrem Sohn erzählt.

Mathias ist sieben Jahre alt. Neulich mußte sie ihn mit zum Arzt nehmen. Dieser hat im Beisein von Mathias offen, fast rücksichtslos über ihre schlechte Prognose und die zerrüttete Ehe gesprochen:

„An Ihrer Stelle würde ich auf jeden Fall bei Ihrem Mann

bleiben. Was können Sie denn allein in diesem Zustand machen. Sie brauchen ständige Betreuung. Und außerdem sollten Sie mal an die Kinder denken."

Nachdem sie den Arzt verlassen hatten, sagte Mathias zu ihr: „Ach Mami, wenn ihr euch trennt, Papi und du, dann möchte ich doch lieber zu Papi, du stirbst doch sowieso."

Sie sagte das ruhig, fast teilnahmslos.

Ich konnte nichts dazu sagen. Aus einem Impuls heraus habe ich mit den Fingern ihre Augen berührt, und da fing sie an zu weinen.

Ausgang mit Anita

Frau Sander, 43 Jahre alt, Sekretärin, Brustkrebs links. Vor zwei Wochen operiert. Ab Montag Bestrahlung.

Verblüfft starrt sie auf meine Brust. „Was, Sie auch? Kann ich mir nicht vorstellen, man sieht ja gar nichts."

Ich knöpfe die Bluse auf.

„Und die Prothese, drückt sie denn nicht? Also, ich werde mich daran nie gewöhnen!"

Heidelberg – Universitätsklinik

Ich scheine geschlafen zu haben. Vor mir steht eine junge Frau, den Arm voller Kartons. Sicher wieder eine Überraschung von Wolf, freue ich mich.

Sie lüpft den Deckel. Fein säuberlich verpackt, der Natur täuschend nachempfunden, liegen da große und kleine Brüste in den Schachteln. Ich lache. Die Frau zieht sich vorsichtig zur Tür zurück.

„Johannes der Täufer auf dem Silbertablett", lache ich.

„Meistens weinen die Frauen", sagt sie irritiert.

Den halben Nachmittag probieren wir beide dann meinen neuen Busen aus Silikon.

„Darf ich mit Anita ausgehen", versuche ich den Professor

zu überreden. „Ach, Ihr Fräulein Tochter ist gekommen. Na ja, wenn Sie sich das zutrauen und nicht überanstrengen, von mir aus gern."

Ich lache ihn aus. Meine Prothese hat einen Mädchennamen.

Über den weitesten Pulli drapiere ich Ketten und Tücher, darüber noch meine faltenreiche Jacke. So vermummt, fühle ich mich sicher genug, meinen ersten Spaziergang zu wagen.

Im Fenster des Lokals spiegelt sich der Neckar. Schleppkähne tuten vorbei, Motorbötchen flitzen übers Wasser. Ausflugsdampfer brummen zur Anlegestelle.

Ich habe nur Augen für Anita. Wie das Lokal ausgesehen hat, was wir gegessen haben – ich weiß es nicht mehr. Ich starre auf meinen Pulli, schiebe, ziehe, korrigiere. Alle paar Minuten stehe ich auf, um in der Toilette vor dem Spiegel den Pulli hochzuziehen, nachzusehen, den Sitz der Prothese zu verändern.

Langsam beginnen die Gäste aufmerksam zu werden. Der Ober schaut interessiert zu mir herüber.

Ich renne wieder zum Spiegel, taste, schaue, überprüfe. Wolf wird nervös, ich unleidlich. Wir sind beide froh, als der Ausflug zu Ende ist und ich in meinem Krankenbett liege. Anita, ordentlich verpackt, liegt in der hintersten Ecke der Kommode.

Mein Glücksvogel

Noch bevor die Schwester mit dem Thermometer mich wekken kommt, begrüßt mich jeden Morgen fröhliches Gelächter aus dem Garten. Es dauert einige Tage, bis ich ihn zwischen den Wurzeln der Buche entdecken konnte.

Dort kletterte er Morgen für Morgen auf dem Boden herum und untersuchte jede Larve, jede Ameise und jeden Wurm.

Mein grasgrüner Freund schien nur für mich seine munteren Turnübungen auszuführen. Nur für mich am Fuße meiner

Treppe in der Erde zu wühlen, um mir sein rotes Köpfchen zuzuwenden.

Der Grünspecht war der Glücksvogel in meiner Krankenhauszeit. Wenn ich ihn jetzt hier manchmal in meinem Garten schäkern höre, denke ich an seinen Kollegen in Heidelberg und summe fröhlich sein Lied vor mich hin: Glück, Glück, Glück Grünspecht.

Alles oder Nichts

Besser konnte der Tag nicht beginnen. Auf dem Weg zur Station 27 treffe ich Herrn Berthold. Er ist zur Nachuntersuchung im Krankenhaus.

„Frau Kreibich ..."

Wir umarmen uns stürmisch. Ich bin begeistert. Er sieht blendend aus, kommt gerade aus dem Wintersport.

„Wie geht es Ihnen? Wenn man dem äußeren Schein trauen darf, ganz ausgezeichnet."

„Ja, ich genieße das zweite Leben, die Arbeit macht Spaß ..."

„Wie geht's der Familie?"

Er zögert etwas. „Na ja, da gibt's ein paar Probleme. Meine Frau hatte sich so an meine Krankheit gewöhnt, auch an meine Hilflosigkeit."

„Hm, das gab ihr wahrscheinlich eine besondere Art der Selbstbestätigung."

„Ja, aber jetzt bin ich wieder gesund, ich habe ein neues Bewußtsein, alles ist kostbarer geworden, Zeit wird nicht mehr einfach verbraucht ..."

„Sie sind auch egoistischer geworden ...?"

„Wie Sie mich wieder durchschauen!"

Ich denke: Ist ja alles im Sinne einer guten Prognose, aber wie soll es da nicht zu Schwierigkeiten kommen?

Wir setzen uns.

„Sie wissen doch: Ich war der Kranke, der Bedauernswerte, meine Frau die Gesunde und Starke, die alle Fäden in der Hand hielt. Immer wieder ist ihr bestätigt worden, wie fabelhaft sie sich hält."

„Und nun sind Sie wieder gesund und haben ihr rigoros die neue Bestätigung entzogen."

„Ja, so sieht sie das wohl."

„Kann sie vielleicht auch nicht anders sehen."

„Ich lebe jetzt so ein bißchen nach dem Alles-oder-nichts-Prinzip ..."

„Vielleicht auch nur nach dem „Alles-Prinzip ...?"

Wir lachen.

„Im Ernst, Ihre Frau tut mir dabei ein bißchen leid. Ich habe ihr Engagement immer als sehr liebevoll empfunden."

„Ja, ist es auch. Ich werde drüber nachdenken."

Nachdem ich mich von ihm verabschiedet habe, denke ich noch einmal an die Situation, als er auf der Station lag. Er bekam Platinex und litt besonders unter dem Medikament. Kahlköpfig, von Übelkeit und Schmerzen geplagt lag er im Bett. Dann bekam er eine Lungenentzündung und mußte auf die Intensivstation.

Manchmal fragte ich die Ärzte, ob sich die Quälerei denn lohne.

„O ja. Doch. Wenn er die Therapie übersteht, hat er gute Chancen."

Ich selbst war so im Zweifel. Nun besucht er mich, ist so lebendig, wie man es nur sein kann, und genießt sein neu gewonnenes Leben in vollen Zügen.

Realität und Wirklichkeit

Die Querleiste der Sitzbank drückt sich in meinen Rücken. Es riecht nach Bohnerwachs und Sauerkraut. Alle Türen sind verschlossen. Ich warte auf den Pfleger, der mich rauslassen soll. Die Frau mit dem grünen Hut neben mir tätschelt meine Hand und murmelt beschwörend: „Sie müssen mir helfen, Sie müssen mir helfen, ich bin doch eingeladen, aber man hält mich hier fest. Meine Blumen verwelken, wenn ich noch lange warte." Sie springt auf und läßt unter Fausthieben die Eingangstür beben. „Ich will raus hier, raus hier, raus ..." Dann rennt sie zur Toilette und läßt Wasser über die Plastikblumen schwappen. Niemand kommt, mir ist unbehaglich. Ich sitze auf einer Bank auf einem Flur in der geschlossenen Abteilung der Psychiatrie. Es ist Pfingstsonntag, ich will endlich nach Hause. Ich habe Nenad, der sich beschwert, daß ich nie zu Hause bin, einen Radausflug in Aussicht gestellt.

„Pfingsten, da werden wir ... Kino, Ausflug, Tischtennis, lesen, Schach spielen, Essen gehen ..." Jetzt ist schon Nachmittag, und ich versuche, Ordnung in meine kreisenden Gedanken zu bringen.

Herr Ostermann soll in die Psychiatrie. Dieser Satz gestern am Telefon veränderte unser Wochenende. Als ich seine Zimmertür öffne, sehe ich zuerst nur einen Regenmantelrücken aus Leopardenmuster über das Bett gebeugt. Seine Mutter. „Aber Junge, wie kannst du nur so was sagen, wir waren doch nie in Sachsen. Was redest du da immer für einen Unsinn." Herr Ostermann liegt mit geschlossenen Augen, nach innen konzentriert, bewegt nur seine steifen Arme über den Kopf hin und zurück und murmelt unentwegt: „Ich hab' meinen Kopf in Sachs verloren, ich hab' meinen Kopf in Sachs verloren, ich hab' meinen ..."

Verwirrt starrt seine Mutter auf ihn hinunter. „Junge, daß du mir das antun mußt. Denk doch auch mal an mich dabei."

Ich bitte sie nach draußen und hole mir einen Stuhl.

„Herr Ostermann", sage ich, „Herr Ostermann." Ganz kurz taucht er auf, scheint mich zu erkennen, um wieder in seinen Singsang zu verfallen. Ich versuche seine Hand zu fangen. Windmühlengleich senken und heben sich seine Arme zur immergleichen Litanei: „Ich hab' meinen Kopf ..."

Es ist still auf der Station, Wochenendstimmung. Ich weiß nicht, was ich machen soll. Eine Amsel singt vor dem Fenster.

„Herr Ostermann, hören Sie etwas?" Er läßt sich aus seinem Rhythmus bringen, lauscht sichtbar nach draußen, murmelt: „Ein Vogel."

„Was für ein Vogel." Er denkt nach, läßt seine Arme einen Augenblick sinken. Ich ergreife seine Hand, streichle sie.

„Was für ein Vogel?"

„Ein Spatz" – „Nein, ist es nicht" – „Ein Rotkehlchen" – „Nein. Es ist eine Amsel, sie sitzt vor Ihrem Fenster. Ist von weit hergekommen, um Sie zu besuchen ..." Ich beginne, eine Geschichte zu erzählen. Herrn Ostermanns Hand zuckt in meinen Händen, sein Gesicht entspannt sich allmählich. Ich erzähle. Er wird immer schlaffer, immer müder. Ich erzähle und erzähle. Herr Ostermann ist endlich eingeschlafen.

Verkrampft humple ich leise zur Tür. Draußen fragt seine Mutter vorwurfsvoll: „Was haben Sie denn da so lange mit meinem Sohn gemacht?"

Pfingstsonntag

Heute morgen war alles noch in Ordnung. Ich las lange im Bett, trank dabei Tee, hörte Nenads Radio taktvoll leise brummen und freute mich auf ein entspanntes Wochenende mit Hermann.

„Es hat keinen Sinn", sagt eine Stimme durchs Telefon, „er muß doch in die Psychiatrie."

Ich komme gerade zurecht, um Herrn Ostermann und seine Mutter im Krankenwagen zu begleiten.

„Wir können ihn in diesem Zustand nicht hierbehalten", antwortet mir Dr. Liebig auf meine wütenden Proteste.

„Aber er hat doch nur Angst", sage ich.

„Wir sind unterbesetzt über die Feiertage, die Verantwortung ist zu groß."

Die Fenster im Krankenwagen sind bis auf einen Spalt im oberen Drittel undurchsichtig.

Herr Ostermann sieht nur Himmel und Baumspitzen durch sein Gesichtsfeld fliegen.

Ich sitze neben ihm, berichte, daß wir durch den Tiergarten fahren, am Lützowplatz vorbei, daß er für einige Zeit auf eine andere Station verlegt wird und ich ihn auch dort regelmäßig besuchen werde.

Seine Mutter sagt gar nichts.

Schlüsselgeklapper. Ab jetzt wird jede Tür auf- und sorgfältig zugeschlossen.

In dem ihm zugewiesenen Zimmer läuft laut der Fernseher. Die Mainzelmännchen, unscharf eingestellt, flitzen über die Mattscheibe. Seine beiden Mitpatienten schauen kurz auf, beachten uns nicht.

Der Pfleger sieht Herrn Ostermanns Blick das Fenster streifen und bemüht sich gleich um eine Erklärung.

„Daß hier das Fenster vergittert ist, muß Sie nicht weiter beunruhigen. Es hat schon mal ein Patient das Fenster mit der Tür verwechselt", er lächelt leicht, „daher die Vorsichtsmaßnahme. Hat also nichts mit Ihnen zu tun."

Herr Ostermann läßt sich ins Bett fallen.

Pfingstmontag

Ich habe Herrn Ostermann Kunstpostkarten mitgebracht. Cézanne, van Gogh, Miró. Während ich sie ihm an den Schrank hefte, murmelt er religiöse Sätze vor sich hin.

Verwirrt beuge ich mich über ihn und folge dann seinem Blick.

Im Fernsehen hält gerade der Papst eine Predigt auf Englisch.

„Wußte gar nicht, daß Sie so gut Englisch können."

„Ja, ich wollte nur mal überprüfen, ob die Realität noch stimmt."

Die Realität – ein Thema, das in diesen Tagen unsere Gespräche bestimmt.

„Die Realität, die ich im Kopf habe, und die Wirklichkeit, mit der ich nicht zurechtkomme.

Sie sind die einzige, der ich meine Kopfgedanken sagen kann. Ich sehe alle Rädchen, wie sie sich drehen, aber wie ich da wieder hineinpassen soll, weiß ich nicht.

Ich kenne die Bedeutung aller Teile an meinem Auto, aber wie habe ich sie nur alle zusammenschalten können früher. Das werde ich wohl nie wieder schaffen. Ich habe keine Übersicht mehr.

Dr. Spitz hat am Samstag gesagt, daß ich operiert werden muß. Ich habe das zwar gehört, aber es scheint mich nicht zu betreffen. Ich habe keine Vorstellung von meinem Tumor. Er gehört nicht zu mir."

Wir reden, bis Herr Ostermann wieder müde wird. Morgen werde ich ihn wieder besuchen.

Station 3B

Ich treffe Schwester Ingrid auf dem Flur.

„Fröhlich siehst du ja nicht gerade aus."

„Wir müssen uns mal wieder zusammensetzen und über unsere Schwierigkeiten sprechen. Ich habe es so satt, immer diese Schwerkranken, und jeder hat andere Marotten ..."

„Ja, wie wir alle ..."

„... und das alles dann mit immer weniger Personal. Ich glaube, den anderen geht es so wie mir."

„Ich hatte auch den Eindruck, daß es bei euch hakt ..."

„Jeder hat eben so seine Probleme."

„Hm, das verstehe ich schon, nur daß die Stimmung auf der Station gerade jetzt so schlecht ist, dafür gibt es doch sicher Gründe. Wir sollten das mal besprechen."

„Es geht aber nur während der Frühstückszeit."

Einige Tage später sitzen wir zusammen beim Frühstück, Marina ist auch dabei, und wir versuchen beide, auf die Argumente der Schwestern einzugehen.

„Schwester Ingrid hat neulich erzählt, daß die Stimmung bei euch so mies ist. Ist sogar den Patienten schon aufgefallen."

„Meinste, das macht hier immer Spaß mit diesen Schwerkranken?"

„Nein, meine ich nicht, sehe ich aber auch nicht als Voraussetzung an, daß Arbeit immer Spaß macht."

„Ach, am liebsten wäre ich mal eine Weile auf einer Säuglingsstation, aber immer Krebspatienten, da denkste ja manchmal, du kriegst das selber noch."

„Ach ja, Gabi, das wäre dir alles zu gönnen, die Säuglingsstation, ich kann das gut verstehen, und manchmal geht es uns allen so. Aber jetzt bist du hier auf der Station, und meinst du nicht, du kannst dich auch auf diese Arbeit einstellen?"

„Ihr sagt das immer einfach so, aber wir haben manchmal auch noch ein paar andere Probleme als das, was hier so anfällt. Was immer verlangt wird: ein freundliches Gesicht, perfekte Pflege und auch sonst alles top."

Gabi stemmt die Arme in die Hüften und sieht mich herausfordernd an:

„Wie hättest du es denn gern?"

„Es geht hier nicht um mich, ich leide ja nicht unter euch."

„Die Patienten leider auch nicht unter uns. Die übertreiben auch oft, und manchmal lassen sie auch ihre Unzufriedenheit an uns aus ..."

„Manchmal leiden sie schon. Wenn ihr mufflig seid, haben die Patienten Angst und werden selbst ganz stumm ... Da fällt mir Frau Stamm ein ... könnt ihr euch noch an sie erinnern?"

„Na ja, das war so ein besonderer Fall ..., die hat sich aber auch verändert ..."

„Und ihr hattet euch auch verändert. Plötzlich wurde aus dem alten Ekel eine nette, liebe Patientin. Ich weiß noch, wie froh wir alle waren ..."

„... und als sie ging, haben wir geheult, ja stimmt, das war eigentlich ganz toll ..."

„Wißt ihr noch, wie die Veränderung eigentlich begann?"

„Ich glaube, das fing an, als Marion sie einfach in den Arm nahm, als sie so weinte, weil ihr Mann sie nicht mehr besuchen wollte."

„Ja, das war so ... Seitdem sah sie euch als ihre Verbündeten an.

Jetzt ist allerdings wieder eine andere Situation. Als ich gestern Gudrun auf der Straße sah, habe ich sie kaum wiedererkannt, so fröhlich sah sie aus, wenn ich dich dagegen heute so sehe ..."

„Klar, wenn ich hier rausgehe, dann beginnt für mich das Leben ..."

Ich bin doch verblüfft über die Offenheit, mit der sie das sagt, und frage mich, ob das wohl hier allgemeine Meinung ist.

Vielleicht leben wir mit der geringen Distanz zwischen Berufs- und Privatleben in ganz anderen Vorstellungen?

Alle rühren im Kaffee, ohne etwas dazu zu sagen.

„Außerdem, ihr, ihr habt wirklich gut reden, habt eine ganz andere Beziehung zu den Patienten, ihr redet ja doch nur mit denen ..."

„Das ‚Nur' heißt, daß das eigentlich keine Arbeit ist?"

„Weiß nicht, aber jedenfalls ist das anders."

„Ich gebe euch insofern recht, als wir nichts machen, was den Patienten körperlich weh tut, wie ihr das manchmal tun müßt ..."

„Mensch, vielleicht wollen wir auch gar nicht so sein, wie ihr es gern hättet ..."

„Das ist wieder etwas anderes, dann hatte ich das wohl ziemlich falsch verstanden mit eurer Unzufriedenheit ..."

„Ihr seht doch, was uns jetzt zugemutet wird, zwei Schwestern schwanger, kein Ersatz, wir haben einfach keine Zeit zum Quatschen."

„Und wenn ihr mal Zeit habt, trinkt ihr lieber Kaffee. Kann ich ja auch verstehen."

Das ist ein empfindlicher Punkt. Schwestern, die mehr als üblich mit den Patienten reden, kommen leicht in den Verruf, faul zu sein, weil in der Zeit die anderen ihre Arbeit mitmachen müssen.

„Ich will überhaupt nicht so verfügbar sein wie ihr ... Ich muß mich abgrenzen, will die Kranken nicht immer mit nach Hause nehmen."

„Ich fürchte, die Abgrenzung bewirkt gerade das Gegenteil dessen, was ihr wollt."

„Wieso?"

„Ich finde, wenn man auf der Arbeit mit sich zufrieden war, kann man viel besser abschalten."

„So, findest du?"

„Versucht's doch mal wieder", setzt Marina als Schlußpunkt hinter die festgefahrene Diskussion, „wir treffen uns in vier Wochen wie gehabt und besprechen, welche Wirkung das hatte ..."

Ich gehe mit Marina ins Büro.

„Besonders erfolgreich waren wir heute wohl nicht ..."

„Irgendwie habe ich manchmal das Gefühl, an der Sache vorbeizureden ... Was ich meine, ist nicht die Aufopferung, die große Tat ..., sondern das kleine bißchen Mehr an Zuneigung, an zusätzlichen Handgriffen, das vermittelt Geborgenheit."

„Hm, ach weißt du, Geborgenheit könnte ich auch gerade gebrauchen. Und mach du doch jetzt mal das kleine bißchen Mehr, und lad mich zum Essen ein."

Das Rezept

„Ach, Sie sind Frau Schnurre", lächelt Herr Lauterbach mich überrascht an, bevor er sich aus seinem Sessel erhebt, um mich zu begrüßen. „Dr. Martin hat Sie schon angekündigt. Ich hab' Sie mir ganz anders vorgestellt."

„Na, hoffentlich sind Sie jetzt nicht allzu enttäuscht."

„Nein, nein, ich bin nur ein wenig verblüfft. Ich dachte ..., ich meinte ..." Er überspielt seine Verlegenheit mit einer höflichen Geste und bietet mir seinen Platz an. Selbst setzt er sich aufs Bett.

„Wen hatten Sie denn erwartet?" frage ich.

„Na ja, so ..., ich ... Darf ich Sie zuerst etwas fragen, oder ist es Ihnen unangenehm, daß ich gleich so mit der Tür ins Haus falle", sagte er und reibt dabei seine Hände an einem Taschentuch trocken.

„Natürlich dürfen Sie alles fragen, was Sie interessiert. Wenn es mir unangenehm ist, muß ich es ja nicht beantworten."

„Stimmt es, daß Sie", er zögert einen Moment lang, „auch eine solche Erkrankung hatten?"

„Sie möchten wissen, ob ich Krebs hatte?"

Herr Lauterbach errötet und nickt.

„Ja", sage ich, „ich hatte Krebs." Er atmet hörbar aus.

„Frau Dr. Martin hat es mir gesagt."

„Waren Sie deshalb so verblüfft, als Sie mich sahen?"

„Ja", sagt er erleichtert, „ich hab' nämlich gedacht, Sie wären so eine ältere, strenge Person, die ihre überstandenen Leiden vor sich herträgt und mir als Vorbild dienen soll. Eigentlich wollte ich Sie gar nicht kennenlernen."

„Da hab' ich aber Glück gehabt, daß Sie Frau Dr. Martin nicht verärgern wollten und nicht so recht wagten abzusagen, stimmt's?" lachte ich.

„Ja, mein Gott, genauso war's. Nun bin ich aber doch heilfroh, daß Sie gekommen sind. Ich hätte mir ja nie träumen lassen, daß man nach solch einem Schicksalsschlag so fröhlich und attraktiv sein kann. Und im Krankenhaus hätte ich sowieso nicht damit gerechnet, solch einen Paradiesvogel zu treffen. Hier laufen doch die meisten mit mürrischen Gesichtern herum und kleiden sich noch dazu farblos. Man möchte sich am liebsten dafür entschuldigen, daß man es wagt, die Zeit des Personals in Anspruch zu nehmen."

„Oh, die Woche fängt ja für mich gut an", sage ich, „aber Sie meinen sicher, so ein verrücktes Huhn hätten Sie hier nicht erwartet."

Er wird wieder ernst. „Darf ich Sie gleich noch etwas fragen. Was machen Sie eigentlich so mit den Patienten?"

„Ich? Ich mache gar nichts", sage ich.

„Ja, ja, aber", fängt er wieder an, „ja irgendwie ... Sie sind doch hier angestellt, um den Leuten die Angst zu nehmen, sie zu trösten und irgendwie positiv zu beeinflussen, oder? Oder sehe ich das falsch?"

„Sie möchten also mein Rezept kennenlernen?" Er nickt. „Ich habe kein Rezept."

Enttäuscht schaut er mich an. „Ich würd' schon ganz gerne erfahren, was Sie so mit den einzelnen tun."

„Lassen Sie uns doch statt dessen lieber ausprobieren, was wir beide miteinander machen könnten", schlage ich vor.

„Na, ich bin da aber kein so besonders erfolgversprechendes Objekt. Ich habe keine Probleme, keine Angst und mit dieser Art Behinderung mich schon längst abgefunden." Seine Füße in den braunen Wildlederschuhen verhakeln sich ineinander.

„Was ist diese Art Behinderung?"

„Ja, also es ist so: Ich weiß, daß ich nun nicht mehr so leistungsfähig und fit bin wie vor einiger Zeit. Damit muß ich eben leben. Jeder hat irgend etwas, womit er fertig werden muß. Nicht wahr?" Zustimmung suchend schaut er mich an.

„Ihre Erkrankung scheint eine Art – Abnutzungserscheinung – zu sein, die jeden irgendwann trifft und mit der Sie sich arrangiert haben. Verstehe ich das richtig?"

Herr Lauterbach zieht sein Taschentuch aus der Tasche und reibt an seinen Händen. „Verdammt noch mal, Sie bringen einen ganz schön ins Schwitzen mit ihrer Genauigkeit. Da kann man ja gar nicht mehr ausweichen. Wenn Sie das so auf den Punkt bringen, merke ich, daß ich bisher doch eine Menge unter den Teppich gekehrt habe. Ich schaff's ja immer noch nicht, den Namen dieser Krankheit auszusprechen. Und ich dachte immer, ich hätte sie akzeptiert. O mein Gott! Aber wenigstens weiß ich jetzt, was Sie mit mir machen. Sie wollen mir meine Angst nehmen, stimmt's?"

„Nein", sage ich, „das kann ich nicht. Aber vielleicht können wir beide zusammen dahinterkommen, wozu diese Angst gut ist und wie Sie besser mit ihr umgehen können."

„Ja", sagt Herr Lauterbach, „an so was hab' ich gar nicht gedacht. Angst war bisher für mich immer etwas Unmännliches, was man bekämpfen mußte, nicht zugeben durfte. Mit der Angst leben – eine absurde Idee." Er schaut mich verwirrt an. „Lassen Sie mir Zeit, mich an den Gedanken zu gewöhnen, keine Angst vor der Angst zu haben."

„Sie haben so viel Zeit, wie Sie wollen."

„Kommen Sie bald wieder?"

„Ja."

„Ich freue mich schon darauf."

„Ich auch."

Zimmer 33

Herr Dohrmann sitzt auf dem Flur der Station 13. Ich wußte nicht, daß er schon wieder zur Therapie kommt.

Ich freue mich, ihn zu sehen, denn ich kann ihn sehr gut leiden. Er blickt heute allerdings etwas traurig, was ich nicht von ihm gewöhnt bin.

„Herr Dohrmann, was ist denn, geht es Ihnen nicht gut?"

„Doch, aber ich komme einfach nicht klar mit Schwester Sigrid."

„Wieso, was war denn?"

„Vielleicht stelle ich mich wirklich an, aber andererseits muß sie das doch auch verstehen." Er wirkt verzweifelt.

„Ich verstehe immer noch nichts."

„Ich wollte gern ins Zimmer 33, aber sie hat gesagt, da sei das Bett noch nicht gemacht. Dann habe ich gesagt, gut dann warte ich so lange auf dem Flur, bis das Bett gemacht ist. Das wollte sie aber nicht, ich könnte doch in Zimmer 32 oder 34 gehen. Aber da kann ich jetzt einfach nicht rein. Die ganzen Monate, als ich Therapie bekam, lag dieses junge Mädchen in Zimmer 34. Immer mußte ich an sie denken, sie war noch so jung. Jetzt höre ich, daß sie gestorben ist. Und vor ein paar Tagen ist Frau Sade in Zimmer 32 gestorben. Sie wissen, daß wir gut bekannt waren und ich sie auch hier besucht habe. Im Moment ist es mir unmöglich, eines der beiden Zimmer zu nehmen."

„Ja aber das müssen Sie auch nicht, wir haben zufällig heute einige Entlassungen. Wenn Sie ein bißchen warten, ist das Bett schon gemacht. Haben Sie das Schwester Sigrid erklärt?"

Es ist ihm sichtlich peinlich, sich bei mir über eine Schwester zu beschweren. Er druckst herum ...

„Was hat sie denn gesagt?"

„Bei uns sind schon in jedem Zimmer welche gestorben; wenn's danach ginge, könnten wir Sie hier überhaupt nicht unterbringen."

Mädchen, mach Dir nichts draus ...

Es summt und brodelt im Gruppenraum, als ich heute verspätet die Tür öffne. Ingrid sitzt zusammengekauert auf ihrem Stuhl. Brigitte steht daneben, streichelt ihre Schulter, Nadja hockt vor ihr, schaut ihr liebevoll von unten ins Gesicht. Die meisten Frauen diskutieren in kleinen Grüppchen heftig miteinander.

„Hallo", sage ich und versuche, mich in dem Lärm bemerkbar zu machen. „Hallo, was ist denn hier los?" Ich schaue Ingrid an. „Geht es dir heute nicht gut?"

„Nein", sagt sie, die Augen voller Tränen. „Ich bin gekränkt und traurig. Stell dir vor, ich war heute morgen zur Nachsorge. Auf die Frage nach meinen Beschwerden erzähle ich wahrheitsgemäß, daß ich mich sehr abgespannt und müde fühle. Der Arzt blättert gelangweilt in meiner Akte, schaut mich kaum an und sagt:

‚Na ja, abgespannt bin ich auch, und im übrigen können Sie doch ganz froh sein, daß es Ihnen so gut geht unter diesen Umständen.'

‚Unter welchen Umständen, Herr Doktor?'

‚Wissen Sie, mit Ihrem Hochdruck und Ihrer Herzinsuffizienz könnten Sie doch längst tot sein.'

Ich sage euch, ich war fix und alle. Gott sei Dank habe ich ja genug Selbstvertrauen hier trainiert, um nicht gleich aus den Latschen zu kippen. Der sieht mich ja überhaupt nicht, dieser bornierte Idiot, nur meine Akte, und da steht nichts drüber, wie gut ich mich bisher durchgebissen habe."

Wütend ballt sie ihre Hände. „Da wundern sich dann die Ärzte, wenn wir zu den Heilpraktikern abwandern."

„Typisch is det", pflichtet Ingeborg bei, „aber da kann ick auch 'ne gute Story beisteuern. Ich sitz' zum Blutabnehmen im Labor, als 'n mir unbekannter Typ mit 'ner Akte in der Hand reinkommt. Ick nehm' an, war 'n Arzt. Vorgestellt hat er sich jedenfalls nicht.

‚Kommen Sie gleich mal mit, wenn Sie hier fertig sind', sagt er zu mir. Ich: ‚Wohin denn?' ‚Zum Knochenszintigramm.'

Ick: ‚Wieso denn, davon hat keener mir nischt gesagt.'

‚Wir müssen es nochmals überprüfen.' – ‚Wat überprüfen?' – ‚Ihre Knochen. Sie sind doch die Frau mit den Knochenmetastasen.' – ‚O Gott, nein!' – ‚Nein? Was haben Sie denn?' fragt er zurück. ‚Brustkrebs', kann ick nur noch japsen.

‚Ach, sind Sie denn nicht Frau Schmidt?'

‚Nee, ich bin die Frau Hahrländer.'

‚Ach so', sagt er und murmelt im Rausgehen vor sich hin: ‚Na ja, das macht nichts, sind doch immer dieselben Erkrankungen.'

‚Mensch, ick bin vielleicht mit weichen Knien nach Hause jedüst und hab erstmal ausjiebich geheult."

„Eine solche Unverschämtheit", empört sich Hertha. „Ich weiß, wie dir zumute ist. Als ich das letztemal einem Arzt gegenübersaß, es war wieder einmal ein Neuer, und er mich so interessiert und liebevoll ausfragte, kam mir plötzlich meine ganze Misere hoch. Meistens hat man sich ja gut im Griff, aber hier fing ich an zu weinen.

Abrupt stand er auf und sagte: ‚So, wir wollen die Unterredung für heute beenden und auf ein andermal verschieben. Auf Wiedersehen.'

Der sieht mich nie wieder, das ist ja wohl mal klar. Die können einfach nicht normal mit uns umgehen. Tränen und Trauer sind denen unangenehm. Möcht' mal wissen, wie die zu Hause zu ihren Frauen sind."

„Na, da kiekense ooch erst in 'ne Akte", lacht Helga, „steht doch alles drinne."

„Mann, da hab' ich aber Glück mit meiner Ärztin", sagt Anne ganz erleichtert. „Die hat mich schon oft in den Arm genommen, wenn ich geweint habe, und reden kann ich auch mit ihr. Manchmal hab' ich ein ganz schön schlechtes Gewissen, wenn ich mich wieder so ausmähre, weil das Wartezimmer immer voll ist."

„Du, die Adresse von der kannst du mir mal geben."

Die Diskussion wogt hin und her.

„Marina, wo bist du denn mit deinen Gedanken", fragt unvermutet Marie-Claire.

„Ich, ich bin gerade auf einer ärztlichen Fortbildung. Und

wenn ihr es ganz genau wissen wollt: nach dem Hauptreferat im Aufenthaltsraum. Ich stehe am Fenster und genieße meinen Kaffee. Der Park lockt mit gepflegtem Rasen und Rosenrabatten, und ich überlege mit Renate, ob wir uns nicht den letzten Vortrag schenken wollen und statt dessen lieber eine Stunde spazierengehen.

‚In welchem Krankenhaus arbeiten Sie denn, Frau Kollegin', erkundigt Dr. Oelmann sich bei mir.

‚Ich bin keine Kollegin.'

Fragend hebt er die Braue: ‚Aber Sie haben doch eben so vehement mitdiskutiert. Zwar kann ich mich nicht ganz Ihrer Meinung anschließen, was Aufklärung betrifft, aber ich bin da wohl noch vom alten Schlag, na ja ...' Er lächelt.

‚Ich bin Therapeutin und arbeite mit Krebspatienten. Und außerdem selbst betroffen.'

‚Ach, hatten Sie Krebs? Sind Sie denn operiert und bestrahlt worden?'

‚Ja, und Chemotherapie.'

‚Och', sagt er und schaut mich leicht irritiert an. ‚Sie Arme, da haben Sie ja gar keine Chance mehr. Hallo, Herr Kollege', und damit verschwindet er im Gewühl.

Das einzige Geräusch, das durch meine Watteohren dringt, ist das Scheppern von Renates Kaffeetasse. ‚Du, ich höre ja vielleicht schlecht und gerade hier bei dieser verdammten Akustik, aber was hat er da eben gesagt?'

‚Du kannst schon mal für einen Kranz sparen', sage ich.

‚Nein, das kann doch wohl nicht ...'

‚Komm.' Ich nehme sie am Arm und ziehe sie durchs Gedränge. ‚Herr Dr. Oelmann, was haben Sie eben gemeint, als Sie sagten, ich hätte keine Chance mehr?'

Verlegen fährt er sich mit dem Daumen im Hemdkragen herum, umarmt mich plötzlich. ‚Mädchen, mach dir nichts draus, nimm's dir nicht so zu Herzen, man weiß ja nie ...' Und zu Renate gewandt: ‚Macht euch ein schönes Leben ihr beiden, genießt es, solange ihr könnt und noch so jung seid.'

Die Glocke zum Referat erlöst uns aus der Erstarrung."

Der Ritter

Alle Krankheiten haben einen Namen. Ein Gallenstein ist ein Gallenstein. Eine Lungenentzündung ist eine Lungenentzündung. Ein Herzinfarkt ist ein Herzinfarkt, läßt an Tüchtigkeit denken und Opferbereitschaft. Eine positive Krankheit, mit der man angeben kann.

Nur „diese" Krankheit wird meistens verschwiegen, verschlüsselt, umschrieben oder nicht benannt. So viel Angst verbreitet sie, daß ihr der Name vorenthalten wird. Sie haben „veränderte Zellen", sagen dir die Ärzte, „eine bösartige Geschwulst", einen „Tumor" oder ein „Carcinom".

Und du weißt es längst, du hast Krebs, eine vulgäre Krankheit, von der man nicht spricht. Einen Tiernamen hat sie, ein böses Tier ist sie, das dich von innen mit seinen Scheren zerfetzt, deine Eingeweide zerfrißt.

Du hast keine Zeit, dich an den Gedanken zu gewöhnen, von dieser unaussprechbaren Krankheit befallen zu sein, da schiebt dir schon der Arzt dein „Carcinom", eingehüllt in Therapievorschläge wie in schönstes Geschenkpapier, über den Schreibtisch.

Da stellt er sich schon in weißer Rüstung kampfbereit vor dich hin. Ritter und Drache zugleich. Sein Schwert ist das Skalpell, sein feuriger Atem die Kobaltbestrahlung, sein Gift heißt Vincristin, Endoxan oder Gold-CIC. Dich sieht er nicht mehr. Wichtig allein scheint ihm nur noch der Kampf. Dich hat er schon längst aus dem Auge verloren.

Klingt wie ein Märchen. Die Frauen in der Gruppe nicken hingerissen.

„Ja Hertha", sage ich, „ähnlich haben es ja fast alle von uns so erlebt. Aber andererseits: Ohne diesen Ritter würden viele von uns gar nicht mehr hier sitzen. Vielleicht sollten wir ihm nur nicht erlauben, allein für uns zu kämpfen."

„Du meinst", sagt Hertha, „wir sollten uns an seine Seite stellen."

„Wäre doch 'ne Möglichkeit, oder?"

Herr Arnold ist mutlos

Herr Arnold ist jetzt schon längere Zeit in der Therapie. Unser anfänglicher Schlagabtausch hat sich geändert. Es geht ihm nicht gut, und seine Vorstellung, das Krankenhaus möglichst schnell wieder zu verlassen, ist einer realistischeren Einschätzung gewichen.

Heute sieht er gealtert aus. Auf dem Weg von der Tür bis zum Bett versuche ich, einen Eindruck von seinem Befinden zu bekommen.

Seine Krebserkrankung wurde zufällig entdeckt. Eigentlich hat er sich prima gefühlt, und jetzt kann er sich nicht damit abfinden, daß es ihm mit der Behandlung plötzlich schlechtgeht. Die meisten Patienten haben selbstverständlich die Vorstellung, daß man ins Krankenhaus geht, wenn man sich krank fühlt, und daß es dort dann besser wird. Bei uns ist es leider oft umgekehrt, und es macht große Mühe, die Hoffnung aufrechtzuerhalten, daß es den Patienten eines Tages wieder gutgehen wird.

„Aha, der Psychologe. Ich ahne langsam, wozu Sie hier gut sind."

„Ist ja wieder reizend, wie Sie das sagen." Wir lachen.

„Ernsthaft, beziehen Sie das auf sich?"

„Klar, die behandeln einen hier doch so, daß man bald einen Psychologen braucht. Ist wohl Arbeitsteilung hier, was?"

„Auf die Idee bin ich noch gar nicht gekommen, das Krankenhaus als Arbeitsbeschaffungsprogramm."

Der schnelle Blick auf mich und der langsame zum Fenster signalisieren die Anstrengung, die es ihn heute kostet, die gewohnten kleinen Witzchen zu machen.

„Ich habe das Gefühl, daß es Ihnen heute nicht so gut geht, wie Sie vermitteln wollen."

„Das Gift beginnt zu wirken."

„Sie meinen die Therapie?"

„Ja, ist es doch, muß ja Zellen töten, ist doch Gift."

„Man könnte sich natürlich auch vorstellen, daß das Gift die Krebszellen tötet, die Ihnen schaden."

„Die anderen aber auch."

„Ja, aber sehr viel weniger. Ist es das, was Ihnen jetzt Probleme macht?"

„Ja, das und alles andere auch, so eine Abneigung gegen alles und die Therapie ..."

Er scharrt mit den Füßen auf dem Bettlaken, offensichtlich hat er wieder diese innere Unruhe, die ihn so plagt.

Ich setze mich neben ihn, halte seine Hand, und wir sprechen längere Zeit nichts.

„Sagen Sie mal ehrlich, halten Sie denn das für sinnvoll, was die hier mit mir machen?"

„Sie hielten es doch bis jetzt selbst für sinnvoll, ist etwas passiert?"

Er sieht jetzt sehr unglücklich aus.

„Die Ärzte sagen einem doch sowieso nicht die Wahrheit, die mit ihrem Optimismus. Ich brauche mich doch nur anzusehen!"

Ich sehe ihm in die Augen.

„Herr Arnold, Sie haben doch bisher den Optimismus geteilt und waren froh, als Ihnen mitgeteilt wurde, daß Sie gute Chancen haben. Jetzt sind Sie ganz mutlos."

„Ich will alles wissen, das ist mein gutes Recht."

Er ist wütend und ängstlich zugleich.

„Ja, das finde ich auch, aber soviel ich weiß, wurden Sie über alles informiert."

Ich denke die ganze Zeit, da muß doch etwas passiert sein, daß er heute so depressiv ist.

„War Ihre Frau gestern da?"

„Ja." Das kommt sehr knapp.

„Haben Sie mit ihr über die Angst und Wut gesprochen?"

Schweigen.

„Die hat mir erzählt, der Neffe eines Arbeitskollegen hat auch Hodenkrebs. Jetzt hat er ihn allerdings nicht mehr, jetzt ist er nämlich tot. Der war ganz jung."

Das ist es also.

„Und nun denken Sie, daß Sie auch daran sterben."

„Dem haben die Ärzte sicher auch nicht gesagt, daß er ins Gras beißen muß."

„Wahrscheinlich nicht. Wir hatten darüber gesprochen, daß die Krankheit sehr individuell verläuft, daß Sie hier Ihre ganz eigenen Chancen wahrnehmen. Sie können sich nicht mit dem Neffen des Arbeitskollegen vergleichen. Haben Sie das Gefühl, es wird Ihnen hier die Unwahrheit gesagt?"

„Manchmal weiß ich nicht mehr, was ich fühle ..."

„Hm."

„Ich will hier raus ..."

„Sie kommen hier raus ..."

Er nimmt meine Hand und betrachtet sie eingehend.

„Das sagen Sie so ..." Dann lächelt er.

„Ach ja, vielleicht haben Sie recht ... Dann gibt's Champagner."

„Ich nehme Sie beim Wort."

Herr Arnold wirkt nun entspannter.

„Also bis zum nächsten Mal bei Punkt 0, mit mir müssen Sie doch immer von vorne anfangen."

„Na, Hauptsache nicht bei minus 1."

Als ich rausgehe, finde ich es auch kaum zum Aushalten, diese fundamentale Unsicherheit, ob das Leben weitergehen wird, ob es eine Zukunft gibt. Fast jede Alternative erscheint mir in diesem Moment humaner. Das Schlimmste ist wohl der Gedanke, sich nie als geheilt betrachten zu können.

Die Eichhörnchen

Erwartungsvoll schaut mich Frau Sander an und fragt, was mir denn damals Mut gemacht habe während meiner Chemotherapiezeit. Wahrscheinlich erwartet sie, daß ich sage: „Mein Mann, mein Kind oder mein Glaube." Aber es waren die beiden Eichhörnchen und „mein Todesengel".

Die beiden Eichhörnchen, eines davon fast schwarz, beobachte ich, wenn ich leergewürgt wieder ins Bett falle. Nicht mehr in der Lage, auf die teilnahmsvollen Fragen von Wolf zu antworten oder seinem traurigen Blick standzuhalten, warte ich nur noch darauf, daß er sich wieder in sein Arbeitszimmer zurückzieht.

Die Eichhörnchen wollen nichts von mir. Sie rasen zu ihrem eigenen Vergnügen die Kiefernstämme vor meinem Fenster rauf und runter, tollen in den Ästen herum, springen ins Leere, fliegen durch die Luft, tauchen überraschend in den entferntesten Bäumen wieder auf, spielen Versteck und jagen durch den Garten. Sie verbreiten Fröhlichkeit und Optimismus. Sobald ich sie sehe, muß ich lachen und weiß: Ich werde es schaffen.

Sieg nach Punkten

Ich treffe Gabi auf dem Flur. „Hallo, Renate!" Sie lacht.

„Ich habe eben eine so komische Situation miterlebt.

Ich war bei der Oberarztvisite in der Chirurgie. Zwei Ärzte im praktischen Jahr, die Oberschwester und noch zwei andere stehen um das Bett von Frau Uhlen. Fragt der Dr. Bertram nach dem Stuhlgang. Sagt Frau Uhlen: ‚Ich hatte zwei Tage keinen Stuhlgang, weiß nicht, eigentlich hätte ich gern welchen.'

Sagt die Stationsärztin, daß das eigentlich nicht bedenklich sei. Darauf Dr. Bertram: ‚Doch, doch, ich habe jeden Tag Stuhlgang und finde das normal.' Wieder die Stationsärztin: ‚Das muß aber nicht sein. Normal ist es auch noch, wenn man nicht jeden Tag Stuhlgang hat!'

‚Doch, normal ist es, jeden Tag Stuhlgang zu haben.'

Du mußt dir vorstellen, ich betrachte die Szene aus einiger Entfernung. Frau Uhlen sitzt im Rollstuhl. Die Ärzte führen den Disput über die Notwendigkeit des täglichen Stuhlgangs über dem Kopf von Frau Uhlen, die immer wieder etwas ungläubig von einem zum anderen schaut."

„Ist ja wirklich komisch." Ich lache.

„Frau Uhlen fand das vielleicht gar nicht komisch ..."

„Und wie ist die Geschichte ausgegangen?"

„Es gab einen Sieg nach Punkten für den täglichen Stuhlgang und die Abführpille!"

„Na, wer weiß, für welche anderen Konflikte stellvertretend der Streit um die Scheißerei geführt wurde ..."

Die Zahlen

„Sag mal, warst du immer noch nicht bei Herrn Obermeier?" Schwester Karin sieht mich vorwurfsvoll an.

„Ich habe doch schon mehrmals gesagt, da muß jemand von euch hin. Der macht einen ganz traurigen Eindruck."

„Ist ja gut, daß du dich darum kümmerst, aber ich hatte wirklich zu viel zu tun. Heute werde ich zu ihm gehen."

Ich weiß noch nichts über ihn und muß zunächst einmal die Ärzte befragen, was mit ihm ist.

„Der weint manchmal, muß aber etwas Privates sein. Aufgeklärt ist er, ich weiß aber nicht, ob das bei ihm angekommen ist. Er hat ein Lymphom, hat aber nie gefragt, was das eigentlich bedeutet. Wir haben das Gefühl, er will es nicht so genau wissen. Im übrigen hat er erst akzeptiert, mit dir zu sprechen, als der Chef ihm das empfohlen hat."

Ich denke, daß es dann für mich nicht schwierig wird.

Er liegt angezogen auf seinem Bett, korrekt, blaß, unscheinbar. Er lächelt nicht, als er mich begrüßt, schaut mich aber aufmerksam an.

„Sie sind also Frau Kreibich ..."

Ich fühle mich, wie oft bei den ersten Kontakten, auf dem Prüfstand. So ganz scheine ich nicht dem zu entsprechen, was er sich unter einer Psychologin vorgestellt hat.

„Ja, Sie wissen doch, was ich habe."

Er macht eine Pause.

„Ich kann es immer noch nicht begreifen, vierzig Jahre war ich nicht krank. Ich habe nicht damit gerechnet, daß ich einmal so ausfallen könnte."

Immer wieder hören wir das: ewig nicht krank gewesen, eigentlich nie, man kann sich jedenfalls nicht daran erinnern. Krankheit paßt nicht in den Lebensplan.

„Dann haben Sie wahrscheinlich immer viel gearbeitet?"

„Ja, Arbeit war für mich wichtig, das Wichtigste überhaupt. Ich hatte auch Erfolg, habe Prokura in der Firma, es gab nie etwas zu beanstanden oder Probleme."

„Und Sie waren auch immer zufrieden?"

„Ja, es ist gut, zu den Besten in seinem Bereich zu zählen. Mittelmaß hat mich nie interessiert. Das hat mich natürlich einiges gekostet. Ich habe klein angefangen, damals 1960. Da habe ich unsere Kunden noch mit dem Fahrrad abgeklappert, bei Wind und Wetter. Es war nicht einfach."

„Waren Sie damals auch so zufrieden mit der Arbeit?"

„Na ja, das war viel schwieriger, heute ernte ich die Früchte der Anstrengungen von damals. Aber man wollte was aufbauen, ich hatte ja auch Familie, und irgendwie haben viele klein angefangen. Das war schon alles härter als jetzt."

„Jetzt haben Sie nur noch ein paar Jahre bis zu Ihrer Pensionierung und wollten sicher ein bißchen kürzer treten ...?"

„Die Jahre wollte ich schon noch voll durchmachen, damit auch das Geld stimmt, aber jetzt mit der Krankheit ..."

Er schaut zum Fenster hinaus in diesen trüben Herbsthimmel. Ich sage nichts. Ich glaube fast, er hat mich vergessen.

„Ja, aber jetzt mit der Krankheit, was sind Ihre Gefühle und Überlegungen?"

„Ich muß da ganz raus."

Ich verstehe nicht, aus was er ganz raus muß.

„Wie meinen Sie das?"

„Na, die Zahlen, ich muß aus den Zahlen raus, die Bilanzen. Die Arbeit ist absolut personengebunden."

„Sie meinen, außer Ihnen kann das niemand machen?"

„Ja, jedenfalls nicht so, wie ich es meine."

„Ja, das glaube ich Ihnen."

Er ist jetzt erregt, so als müßte er erzwingen, die Zahlen zu vergessen.

„Sie können es jetzt sicher nicht erzwingen, alles zu vergessen, wofür Sie vor kurzem noch gelebt haben. Glauben Sie nicht, daß Sie sich ein bißchen Zeit lassen können, um sich langsam an die Veränderungen zu gewöhnen, die mit der Krankheit auf Sie zukommen?"

„Das sagen Sie so einfach."

„Oder haben Sie Angst, daß Sie Schwierigkeiten in der Firma bekommen?"

„Angst? Nein. Das ist etwas ganz anderes. Das muß man realistisch sehen. Da bin ich morgen schon altes Eisen, da stehen die schon in den Startlöchern. Das können Sie sich gar nicht vorstellen. Die Jungen: wie die Hyänen. Wenn man nur ein bißchen nachläßt, kippen die einen, das geht knallhart. Eigentlich bin ich heute schon raus. Wenn die erfahren, was ich habe! Da wird man kalt abserviert."

Ich glaube ihm, daß das so ist.

„Sie wollen das eigentlich ganz realistisch sehen, wie Sie gerade gesagt haben, und jetzt habe ich das Gefühl, daß Sie doch sehr enttäuscht sind."

Er verzieht das Gesicht, und ich bin mir nicht sicher, ob er das Weinen unterdrücken muß.

„Kränkt Sie das, wenn so schnell kein Hahn mehr nach Ihnen kräht?"

„Na, das weiß man doch. Das ist das Gesetz der Wölfe: Friß, oder du wirst gefressen. Hab' das ja jahrelang so akzeptiert, hab' selbst danach gehandelt."

„Das heißt, Sie haben die Schwachen auch so behandelt, als Sie stark waren?"

„Ja, wahrscheinlich, habe mir keine Gedanken darüber gemacht. Da war auch gar keine Zeit. Ich mußte eben klotzen, und der Erfolg gab mir immer recht."

„Was war mit den anderen Dingen, die noch zum Leben gehören: Freunde, Hobbys, Urlaub, einfach Spaß ..."

„Na, Urlaub habe ich ein einziges Mal gemacht, drei Wochen."

„Gab es denn außer der Arbeit etwas, was Sie beschäftigt hat, an dem Sie engagiert waren?"

„Aber ja, die Familie. Wir hatten immer ein harmonisches Familienleben. Ich habe zwei Töchter und verstehe mich mit meiner Frau sehr gut."

Ich bin erleichtert, daß es eine Familie gibt, die offensichtlich harmonisch ist.

„Ja, die Familie kann sich nicht beklagen. Ich habe immer für sie gut gesorgt. Meine Frau mußte nie arbeiten. Wir haben schon sehr früh ein Haus gebaut. Damals verdiente ich noch sehr schlecht, ich habe viel selbst gemacht, samstags, sonntags. Sie können sich das nicht vorstellen."

Ich möchte mir es auch gar nicht vorstellen.

Er lächelt. „Das Haus hat mich damals so viel gekostet, wie der Wagen, den ich mir vor drei Wochen gekauft habe. – Ich habe jedenfalls keine Schulden. Wenn ich doch abtreten muß, ist das Haus bestellt. Alles ist geregelt."

„Das bedeutet Ihnen sehr viel?"

„Ja, meine Frau hat dann keine Sorgen, die Kinder sind aus dem Haus, haben eine vernünftige Ausbildung ..."

Das ist die Haltung, die für viele Krebspatienten typisch ist. Wir haben sie oft erlebt: Ein Mensch ist mit dem Tode bedroht und beschäftigt sich nur damit, wie hinterher alles seinen geregelten Gang weitergehen kann. Warum, verdammt noch mal, sollen denn die anderen nicht merken, daß man tot ist?

„War Ihre Frau einverstanden mit Ihrer Arbeit?"

„Ach, ich glaube, manchmal hätte sie lieber gehabt, ich hätte weniger gearbeitet. Aber sie hatte auch Vorteile davon. Sie konnte sich ganz dem Haus und den Kindern widmen."

Er meint auch, das sei alles viel einfacher: die Kinder großziehen, den Alltagskram von ihm fernhalten, das Haus in Ordnung halten, den familiären Reibungsverlust minimieren ... Zahlreiche Familiengeschichten liefen so ab: Alles war abbezahlt, dann starb der Mann.

Die Dialektik solcher Lebensgeschichten bestand häufig darin, daß die Frauen nach einem eingeschränkten Leben und der langwierigen Krebskrankheit ihrer Männer einen Neubeginn wagten. Sie lebten danach freier, selbständiger und gewannen neue Dimensionen für ein glücklicheres Leben.

Ich konzentriere mich wieder auf Herrn Obermeier.

„Und wie geht es Ihnen mit Ihren Kindern?"

„Wir haben sie etwas lernen lassen. Ich meine allerdings, mit den Kindern hören die Sorgen ja nie auf. Wie heißt das doch: Kleine Kinder, kleine Sorgen, große Kinder, große Sorgen ..." Ich konnte diesen Spruch nie leiden und denke, na ja, in den meisten Familien gibt es zwei Themen, um die erbittert gestritten wird: Geld und Kinder, die Reihenfolge ist beliebig.

„Sie machen sich Sorgen um die Kinder?"

„Die sind ja eigentlich schon groß. Die eine Tochter macht ihren Weg, aber die andere will noch mal studieren. Die ist schon siebenundzwanzig und verdient sehr gut. Meint, sie wäre in einer Sackgasse. Ich verstehe das nicht. Sie wird ja auch heiraten. Die muß jetzt von einem Drittel ihres bisherigen Geldes leben! Ich bin der Meinung, sie sollte die Wohnung und das Auto behalten. In dem Alter kann man doch nicht wie so ein junger Student leben. Ich werde sie wohl unterstützen müssen."

„Warum eigentlich. Vielleicht gehört das zum Neubeginn. Vielleicht ist es wichtig für Ihre Tochter, daß sie sich mal wieder einschränkt, bescheidener lebt?"

„Ach, ich halte nichts davon. Wenn sie alles aufgibt, muß sie vielleicht in eine Wohngemeinschaft ziehen. Die heutigen Mieten kann ja niemand bezahlen. Und was da für Typen rumhängen, das kennt man ja. Da bin ich ganz dagegen."

„Heißt das, daß Sie Angst haben, Ihre Tochter könnte Ihnen entgleiten?"

„Angst, ja, vielleicht ... Man hat doch einfach mehr Erfahrungen ... Ich möchte meine Tochter einfach nicht in Dinge hineingeraten lassen, die schädlich für sie sein könnten."

„Aber Herr Obermeier, jetzt muß ich lachen, Ihre Tochter will studieren, die will noch etwas dazugewinnen, und Sie beschreiben das so, als würde sie in den Untergrund gehen!"

Jetzt lächelt er auch.

„Ich glaube nicht, daß sie sich in Zukunft nicht weiterhin Ihre Ratschläge anhört, aber mit siebenundzwanzig muß man eigene Entscheidungen treffen."

„Ja, ja, ich vergesse das manchmal ... Wahrscheinlich liegt das daran, daß ich überhaupt nicht gern Veränderungen habe."

„Bei Ihnen hat sich auch etwas verändert ..."

„Ja, jetzt werde ich erst mal Therapie machen, da komm' ich

ja nicht drumherum. Ich wollte mich erst einmal aus allem rausziehen, oder finden Sie das nicht gut?"

„O doch, wenn Sie sich gleichzeitig mit Dingen beschäftigen, die Sie schon immer mal machen wollten und zu denen Sie nie gekommen sind."

„Als erstes muß ich meine Zahlen verdrängen, und das ist schon schwer genug."

„Glaube ich Ihnen. Werd' mal wieder nachfragen, wie erfolgreich Sie dabei waren. Aber bitte nicht so, daß Sie dann nicht mehr 2 und 2 zusammenzählen können."

Er lächelt, und wir verabschieden uns freundlich.

Die Goldfische

Wir gingen eng umfaßt die Wege im Park entlang. Angezogen vom Rund des Beckens, in dem eine stetige Bewegung herrscht. Ich muß diesen Tag überstehen. Morgen ist meine vierte Krebsoperation.

Heidelberg – Universitätsklinik

Vor uns der Neckar, hinter mir das Krankenhauszimmer mit der Freitreppe in den Park. Die Goldfische, im Bassin sich drehend, träge und sanft gleitend, fast schlafend treiben sie in Rudeln durch das Wasser, mal ihre Bauchseite, mal eine Flosse zeigend. Ich füttere sie, und huldvoll nehmen sie meine Gaben mit ihren dicken runden Mäulern entgegen. Goldfische in allen Farben. Hell, goldschimmernd, grau, gefleckt, gestreift, gepunktet, einfarbig und schwarz. Bedeckt sind die meisten mit Wucherungen und Geschwüren. Goldfische – voller Krebs.

Ich bringe ihnen Opfergaben.

Ich dachte, ich sei tot

Ich dachte, ich sei tot.

Als man mich am frühen Morgen für die Operation vorbereitete, meine Haare unter ein weißes Käppchen zwängte, meine Beine bandagierte, stand Wolf am Bettende, übermüdet und stumm. Ich wurde aus diesem hellen weißen Zimmer, das inzwischen mein Zimmer geworden war, hinausgeschoben. Der Pfleger rollte mein Bett durch endlose Gänge. Ich versuchte ein Gespräch mit ihm, aber er hatte keine Lust dazu. Vor dem OP wurde ich in ein kleines Nebengelaß geschoben, einen schmalen Raum, der von oben bis unten gekachelt war. Ich lag im Bett und wartete auf meine Operation. Durch das Fenster sah ich den Ausschnitt eines Gebäudes und ein kleines Stückchen Himmel, blaß und durchsichtig. Ich hatte Angst, Angst, Angst.

Die Spritze hatte mich keineswegs beruhigt, ich wurde immer nervöser und versuchte, mich hochzustemmen. Niemand kam. Die Zeit kroch durch das Zimmer. Keine Klingel, keine Möglichkeit, mich bemerkbar zu machen. Ich hatte Angst. Draußen hörte ich Stimmen, die über Operationstechniken redeten. Dann sagte irgend jemand, da ist noch eine Ablatio, die linke Seite. Ich geriet in Panik. Ob die mich vergessen haben. Ich bin doch die rechte Seite.

Vorsichtig begann ich mich zu erheben. Ich wollte nur runter, zurück in mein helles Zimmer. In dem Moment ging die Tür auf, und Frau Dr. Roth kam herein. Erstaunt sah sie mich an: „Was machen Sie denn hier?" Ich fing an zu weinen. Sie nahm mich in den Arm und streichelte mich, sagte: „Es geht gleich los. Ich verspreche Ihnen, daß ich dabeibleibe. Sie werden gleich eine Spritze bekommen und gar nichts merken."

Ich wachte davon auf, daß direkt neben meinen Ohren Kastagnetten klopften. Es dauerte eine Weile, bis ich merkte, daß meine aufeinanderschlagenden Zähne dieses Geräusch machten. Mein ganzer Körper vibrierte, ich fror, fror so, wie ich noch nie gefroren hatte. Die Schwester kam und brachte mir einen Lichtbügel.

Langsam läßt mein Zittern nach. Ich schaue mich um.

Ein riesiger Raum, grelles Licht überall.

Neben mir liegen Männer und Frauen in den Betten, hängen an Schläuchen. Überall stehen Apparate an den Bettenden, surren und zirpen. Lichtpunkte hüpfen über die Scheiben. Schwestern eilen hin und her, reden eine unverständliche Sprache.

„Ich will nach unten."

„Ich will nach unten."

Das ist der Satz, an dem ich mich festhalten kann.

Dann versinke ich wieder im Nebel, wache davon auf, daß mir jemand auf die Wange schlägt.

„Ich will nach unten."

„Ich will nach unten."

Ja, bald.

„Ich will nach unten."

Unten, da wartet mein Mann, da ist mein helles Zimmer, da bin ich zu Hause. Mein Bett bewegt sich, rollt.

Eine Tür quietscht.

Wolf, beunruhigt über die lange Operation, hat inzwischen alle Poster und Plakate in Heidelberg aufgekauft und mein Zimmer dekoriert.

Ich schlage meinc Augen auf, finde mich nicht zurecht. – Ich dachte, ich sei tot.

Das erste ist nicht immer das beste

Dr. Hinze ist in Eile.

„Wenn es geht, Frau Kreibich, Sie müßten sich um Frau Rudolph kümmern. Sie ist seit gestern hier: metastasiertes Ovarialkarzinom. Wir sprechen noch darüber."

Ich nehme die Akte von Frau Rudolph und lese die früheren Befunde. Unsere eigene Diagnostik ist noch nicht dabei. Frau Rudolph ist Anfang fünfzig und hat eine Tochter. Die Befunde sehen nicht gut aus. Sie wurde schon in zwei Krankenhäusern vorbehandelt, die nicht die für eine umfassende Krebsdiagnostik notwendigen Abteilungen haben. In der Selbsthilfegruppe hören wir oft von den Patienten, wieviel Zeit sie dabei verloren haben, ehe sie einer sinnvollen Therapie zugeführt wurden.

Später spreche ich mit Marina darüber, weil mich die Behandlungsverzögerung bei Frau Rudolph wieder sehr aufgeregt hat.

„Sag mal, wie bist du damals eigentlich nach Moabit gekommen?"

„Als ich operiert werden sollte, wußte ich ja noch nicht, daß es Krebs ist. Wir sind also zu einem befreundeten Chirurgen gegangen ..."

„Und der hat dich dann hierher geschickt?"

„Ja, da gab es zwei Gründe: das Krankenhaus war bekannt für die gute Strahlenabteilung und die Chemotherapie, und da ich beides machen mußte, bin ich eben hierher gegangen ..."

„... obwohl es ja eigentlich ziemlich weit war."

„Na, ich bin ja nicht so verrückt, mit Krebs ins nächste Krankenhaus zu gehen, sondern ins beste. Dann gibt es hier noch den Onkologischen Arbeitskreis ..., daß mich Ärzte aus den unterschiedlichen Disziplinen beurteilt haben, hat mich schon beruhigt."

„Du warst hier also zufrieden ..."

„Mit dem, was medizinisch mit mir gemacht wurde, ja. Was mir zu schaffen gemacht hat, war meine Psyche. Wenn Wolf nicht gewesen wäre ..."

„Na ja, dafür hättste ja jetzt mich ..."

„Danke, verzichte darauf, bleibe lieber gesund."

Für heute ist es zu spät, zu Frau Rudolph zu gehen. Aber morgen.

Der Traum

Etwas hat sich verändert im Zimmer von Herrn Lauterbach. Ich komme nicht gleich drauf, als ich heute, später als sonst, nur zu einer Stippvisite bei ihm hereinschaue.

Wie immer korrekt gekleidet, in einem dunkelblauen Paisley-Morgenmantel mit passendem Seidenschal, kommt er mir besonders wehmütig vor. Seine Bewegungen sind langsam, seine Redeweise ein wenig verschwommen.

Dann sehe ich es. Das Foto seiner Mutter im silbernen Rahmen, sonst fast versteckt hinter vielen Büchern auf seinem Nachttisch, steht jetzt, verziert mit einer schwarzen Schleife mitten auf dem Tisch an eine Vase mit gelben Tulpen gelehnt. Herr Lauterbach sieht meinen Blick.

„Ja, heute vor einem Jahr ist meine Mutter gestorben", murmelt er leise. „Und das Merkwürdige ist, ich bin gar nicht so richtig traurig, wie ich es sein müßte. Dabei hatten wir ein so gutes Verhältnis miteinander, haben bis zu ihrem Tod zusammengewohnt, uns selten gezankt. Das macht mir zu schaffen. Haben Sie dafür eine Erklärung oder gar ein Rezept?" sagt er mit einem Anflug seiner alten Necklust.

„Darf's auch eine Geschichte sein oder vielmehr ein Traum?", frage ich und beschließe, meine übrigen Termine zu streichen. Herr Lauterbach nickt. Er lehnt sich zurück.

„Schießen Sie los."

„Ich gehe mit einigen Leuten aus meiner Ausbildungsgruppe eine Straße entlang. Es ist ein Villenvorort. Die Straße macht einen Knick, und ich sehe ein Backsteingebäude in einem Garten, das mich an holländische Häuser erinnert. Durch die großen Fenster ohne Gardinen kann man hindurchsehen. Im oberen Stock sieht man Leute über einen langen Tisch gebeugt zeichnen. Ich bitte meinen Begleiter, mit mir in das Haus zu kommen, und erzähle ihm, daß ich da früher mit meinem Vater gewohnt habe und nun vom Nachmieter, einem Architekten, meine Zeichnungen und Bilder abholen möchte. Wir gehen durch den Vorgarten in das Haus hinein und eine Treppe nach oben. An der unverputzten Wand hängen meine Bilder, und ich frage den freundlichen Architekten, ob ich sie mitnehmen kann. Er hängt sie alle ab, gibt jedem von uns einige in die Hand, und wir gehen die Treppe hinunter. Draußen deute ich in den hinteren Teil des Gartens. Man sieht dort ein Flüßchen sich durch die Büsche winden und jenseits, ganz klein und völlig zugewachsen, ein Häuschen. So grün überwuchert, daß keine Tür und kein Fenster mehr zu sehen sind. Und das war das Haus, in dem ich meine Kindheit verbracht habe.

Wir gehen gemeinsam durch den Vorgarten auf die Straße hinaus. Ich wache auf. Ich wache auf mit der Gewißheit, Abschied genommen zu haben von meiner Kindheit und vom Haus meines Vaters. Erst jetzt weiß ich, daß er tot ist. Endlich kann ich mich in meine Trauer fallen lassen. Ich weine."

„Ja, das war ein schöner Traum", sagt Herr Lauterbach und legt liebevoll seine Hand auf meinen Arm. „Sie haben akzeptiert, daß Ihr Vater gestorben ist. Aber ich kann meine Mutter noch nicht loslassen, und solange ich das nicht tue, werde ich wohl auch nicht trauern können um sie."

Routine

Jetzt sind schon wieder Tage vergangen, seit ich mit Marina über die Arbeit gesprochen habe. Gabi ist auch unzufrieden mit uns. Zusätzlich muß sie noch Vertretung im Sozialdienst machen, so daß sie total überlastet ist. Wir müßten öfter eine Dienstbesprechung machen, gerade bei dieser Arbeit.

Als ich abgehetzt in mein Zimmer komme, stehen Blumen auf dem Tisch.

„Danke für das Gespräch gestern. Ich weiß jetzt ein bißchen mehr, worauf es ankommt, wenn ich diese Krankheit packen will."

Ich freue mich über die Blumen und die Karte von Frau Herzog.

Heute werde ich einen Kuchen backen. Für morgen. Um die Routine zu durchbrechen.

Ick will nich mehr lebn

„Ick will nich mehr lebn", sagt Frau Vogel, zieht ihren Morgenmantel eng um die Schultern. „Ooch die Ziarette schmeckt mir nich mehr. Ick kann Jünthern det nich mehr zumuten, 'ne kranke Mutter seit Monaten. Der hat ja nischt mehr vom Leben, der Junge. Det hat er nu nich verdient. Jeden Tag besucht er mir. Ick hab' ihm schon jesacht, er soll keene Blum' nich bringen, det kost' doch 'n Vermöjen. Jestern war er ooch wieder hier. Ne, ne, det jeht einfach nich." Sie streicht eine unsichtbare Strähne aus der Stirn, zieht ihr Kopftuch gerader. „Komm' se, ick will wieder ins Bett."

Von der Schwester weiß ich, daß Günther sie seit drei Wochen nicht mehr besucht hat.

Ich bin doch nicht zum Arbeiten hier

An der Tür zu Herrn Herschel zögere ich. Drei Tage war ich nicht bei ihm, und auch jetzt spüre ich keine Begeisterung, ihn zu sehen. Seine Diagnose ist noch unklar. Wahrscheinlich hat er ein Lymphom.

Herr Herschel ist jung, hübsch und maßlos egozentrisch. Das, was wir unseren anderen Patienten oft ein bißchen mehr wünschen – die Ichbezogenheit –, hatte er in reichlichem Maße.

Beim ersten Gespräch überraschte er mich:

„Ach, Sie sind die Psychologin. Das ist sehr gut, daß Sie zu mir kommen. Ich weiß, daß meine Krankheit rein psychisch bedingt ist."

„Wieso?" fragte ich verblüfft.

„Mit meinem Leben und meiner Biographie muß man ja krank werden."

„Ich weiß noch nichts über Ihr Leben, aber ich gehe immer ein bißchen vorsichtig mit solchen Vermutungen um."

Anschließend erzählt er die schlimmsten Dinge, die ihm im

Elternhaus widerfahren seien und die er immer für seine Krankheit und seine Homosexualität verantwortlich gemacht hat.

Im Laufe der Gespräche habe ich erfahren, daß er „psychisch" ausschließlich im Sinne von „widerfahren" verstand: Mit ihm ist etwas geschehen, an dem er keinen Anteil hat. Er ist das Opfer. Daß Handlungen – und zwar seine eigenen – auch Konsequenzen haben, wollte er nicht wahrhaben.

Wir haben schon mehrmals über seine „Geschichte" – wie er es nennt – gesprochen. Auch heute sind wir wieder bei diesem Thema.

„Jetzt erzählen sie mir doch bitte die ‚Geschichte' einmal aus der Sicht Ihrer Eltern."

„Das kann ich nicht." Er mault. „Und schließlich bin ich ja nicht zum Arbeiten hier."

Er sagt das mit einem bezaubernden Lächeln.

„Da haben Sie natürlich recht. Nur motiviert mich das auch nicht besonders, mit Ihnen zu arbeiten." Ich lächle zurück, weil er wieder diesen trotzigen Kinderausdruck hat. „Vielleicht klappt's das nächste Mal", sage ich, ohne eigentlich daran zu glauben.

Ich will fliegen, leben, tanzen

Was für ein Tag! Schon morgens um sieben Uhr kommt der erste Anruf. Eine verzweifelte Frau ist am Telefon, die gestern von ihrem Arzt die Diagnose „Lungenmetastase" erfahren hat. Die ganze Nacht hat sie sich herumgeschlagen mit ihrer Angst und Verzweiflung, bis sie heute morgen endlich anzurufen wagte. Meine Nummer hat sie aus einer Zeitschrift, nun erwartet sie von mir Hilfe. Ich verabrede mich am Vormittag im Krankenhaus mit ihr.

Mit gemischten Gefühlen fahre ich nach Moabit. Der Morgen verspricht einen schönen Herbsttag nach dem gestrigen Nieselwetter. Eine verhangene Sonne läßt die Blätter aufleuchten und macht mir Lust auf einen langen Spaziergang an der Havel.

Ich fühle Unbehagen vor dem heutigen Krankenhaustag und möchte kneifen, denn außer diesem Gespräch habe ich noch eine lange Liste von Patienten im Kopf, die auf meinen Besuch warten und von denen es einigen sehr schlechtgeht.

Pünktlich um zehn Uhr kommt Frau Endrich, eingehüllt vom leicht unordentlichen Charme der Alternativen, zur Tür herein. Wir haben ein langes, intensives Gespräch miteinander, das uns beiden sehr nahegeht.

Frau Endrich, 31 Jahre alt, Lehrerin, eine Tochter.

Vor einem Jahr hat man bei ihr ein Fibrosarkom diagnostiziert. Sie ist operiert worden und hat seit der Zeit ein versteiftes Handgelenk. Nun ist bei der Nachsorge eine Lungenmetastase gefunden worden, und die Konsequenz ist Chemotherapie. Der Punkt, auf den sie immer wieder kommt, ist ihr Kummer, nicht ernst genommen zu werden mit ihren Beschwerden.

Sie kennt das schon aus der frühesten Kindheit. Erst war's die Mutter, die das Kind zwar ab und zu in den Arm nahm, aber seine Bedürfnisse immer zur Seite schob, dann der verehrte Lehrer, der sie nicht beachtete, auch wenn sie noch so paukte und sich Mühe gab. Es ging weiter bis zur Schwangerschaft, die ihr unsägliche Schmerzen verursachte, aber ihr von seiten der Ärzte und Schwestern nur den Vorwurf der Hysterie einbrachte und immer wieder der Satz: „Geburt ist eine natürliche Sache, und die Schmerzen gehören dazu."

Als dann endlich ein gutartiger Tumor, der auf die Gebärmutter drückte, gefunden wurde, war das für sie wenigstens eine Genugtuung. „Endlich hatte ich recht", sagte sie triumphierend, „und genauso ging es mir mit meiner Krebserkrankung. Keiner wollte auf meine Körpersignale hören. Ich habe immer wieder auf meine Ängste hingewiesen, vielleicht hätte man meine Hand noch retten können. Jetzt bin ich fast erleichtert, daß diese Krankheit diagnostiziert wurde, denn nun müssen sie mich ernst nehmen."

Wir überlegen gemeinsam, was ihr die Krankheit gebracht hat. „Also", sagt Frau Endrich, „ich werde nun endlich ernst genommen. Meine Krankheit – mein legales Mittel, nein zu sagen. Ich brauche mich nicht mehr an Konventionen zu halten. Wenn ich null Bock habe, anderen zu helfen, dann nehme ich keine Rücksicht mehr. Ich will nicht mehr arbeiten, und diese Krankheit erleichtert mir den Entschluß. Ohne schlechtes Gewissen quittiere ich meinen ungeliebten Job, in dem ich mich ausgelutscht fühle, werde mich mehr um meine Tochter kümmern."

Sie kommt auf ihre Todessehnsucht zu sprechen, die sie schon lange vor der Erkrankung immer wieder hatte und den Drang, keine Verantwortung tragen zu müssen. Aber da ist der Druck, für die Tochter verantwortlich zu sein, und der Vorwurf der Verwandten, sich zu wenig um das Kind zu kümmern.

Anderthalb Stunden reden wir miteinander und beginnen ganz langsam, Frau Endrichs eigenen Wünschen und Vorstellungen auf die Spur zu kommen. Wir verabreden einen weiteren Termin, und ich hetze, fast mit schlechtem Gewissen, auf die Station zu meiner Sorgenpatientin Gudrun.

Am Freitag hat Gudrun einen so traurigen Tag gehabt, geweint, gehadert, geschrien, verzweifelt um sich geschlagen. Sie hatte gerade erfahren, daß eine neuerliche Operation ansteht. „Ich bin doch als Vogel geplant. Ich will fliegen, leben, tanzen", schluchzt sie. „Ich will mein Bein nicht verlieren. Ich hab' Angst, Schmerzen. Was habe ich denn falsch gemacht? Warum ziehe gerade ich das Unglück an?"

Das nehmen Sie mal nicht so tragisch

„Herr Victor ist bei uns. Er wird bestrahlt, Penis-Ca. Eine üble Sache. Kannst du mal bei ihm vorbeischauen?"

„Vorbeischauen wird wahrscheinlich nicht genügen. Ich hatte erst einen Patienten mit Penis-Ca. Das war nicht gerade einfach ... Aber natürlich will ich mich nicht drücken ..."

Am nächsten Tag bin ich bei Herrn Victor.

„Herr Victor, ich bin die Psychologin und möchte mit Ihnen sprechen, weil wir uns alle vorstellen können, daß es Ihnen mit dieser Operation nicht gutgeht. Sie haben auch geäußert, daß Sie so nicht weiterleben wollen."

„So, Sie wissen, was ich habe. Und Sie stellen sich das schwer vor. Wieso?"

Er fixiert mich, und ich bin etwas irritiert.

„Na, ist es denn nicht schwer?"

„Doch, ich wollte mich umbringen. Ich staune nur, daß Sie das zu mir sagen, denn hier hat mir jemand gesagt: ‚Na, Herr Victor, das nehmen Sie mal nicht so tragisch, es gibt ja auch noch andere Dinge im Leben.' So, als sei das ‚Ding' ein nebensächliches Organ. Für die vielleicht ..."

Das klingt bissig.

„Ich sag' jetzt nicht: Es gibt doch auch noch andere Dinge im Leben ..."

„Doch, sagen Sie's ruhig, man kann es nicht oft genug hören. Daran muß ich mich gewöhnen."

„Sexualität war wichtig für Sie?"

„Klar, ich leb' allein, seit meine Frau tot ist. Hab' nichts anbrennen lassen, mal hier, mal da ... Bin eben ein geselliger Mensch ..."

„Dann kennen Sie sicher auch viele Leute?"

„Ja, viele."

„Sind das Ihre Freunde?"

„Na, nicht alle. Aber Freunde habe ich auch."

„Wissen die, wie Ihnen jetzt zumute ist?"

Er starrt eine Weile vor sich hin. Ich schätze sein Alter, etwa Mitte Fünfzig ...?

Als ich meine Hand auf seinen Arm lege, sieht er hoch.

„Weiß ich nicht. Ich habe denen gesagt, daß ich eine Weile ins Krankenhaus gehe, aber nichts Genaues. Die wissen nichts von der Operation."

„Das sind also Ihre Freunde?"

„Ja, Freunde. Der eine Kreis ist die Skatrunde, da sind wir aber sieben. Wir treffen uns einmal in der Woche in der Stammkneipe. Mit den anderen gehe ich angeln. Die sind fast alle in meinem Alter, drei sind verheiratet ... Wir machen dann manchmal so einen drauf ... Muß ich jetzt eigentlich ‚machten' sagen, zumindest, was mich anbetrifft? ..."

„Draufmachen heißt auch mit Frauen und so ...?"

„Ja, wenn's sich ergab."

„Und wie machen Sie das in Zukunft, wenn die wieder einen draufmachen wollen?"

„Na, das iss es ja gerade, hab' denen ja nicht gesagt, weshalb ich im Krankenhaus liege ... Aber, sagen se mal, warum fragen Sie das eigentlich alles?"

„Ich vermute, daß Ihnen die Sache mit den Freunden Angst macht ..."

„Ach Mensch, was die hier immer alle so rumquatschen. Sind jung und denken, was der alte Knacker will mit Sex. Aber das kann auch Spaß machen, wenn man älter ist ..."

„Hoffe ich doch."

„Na, bei uns ging's manchmal deftig zu, mit Witzen und flotten Sprüchen, und wenn ich dann sagen muß, det meiner ab ist, dann machen die ja 'n Faß auf ..."

„Ach, ich weiß nicht. Kann sich ja vielleicht jeder vorstellen, daß das nicht so lustig ist ..., und dann noch der Kumpel dazu. Warum trauen Sie eigentlich Ihren Freunden so wenig zu?"

„Na, die Sache ist doch zu komisch ..."

„Komisch? Ist ja auch ein Test, zu wissen, mit was für Freunden man es zu tun hat ..."

„Ja, wird mir letztlich nichts anderes übrigbleiben ... Bin ja sonst ganz alleene ..."

„Hatten Sie deshalb Selbstmordgedanken?"

„Das war einfach zuviel: Krebs und dann noch an dem Organ! Ich wußte nicht, was ich machen sollte."

„Wissen Sie es denn jetzt ein bißchen besser?"

„Na, umbringen will ich mich nicht mehr, aber sonst ... die Freunde, ... ich kann mich doch nicht mehr auf neue einstellen, und wo sollte ich welche kennenlernen ..."

„Meine ich auch. Man müßte versuchen, Ihren Freunden beizubringen, was jetzt mit Ihnen los ist ..."

„Aber wie soll ich das machen, soll ick mich da hinstellen und 'ne Rede halten? ..."

„Gibt's denn einen, den Sie besonders gern haben aus der Runde ...?"

„Ja, der Kurt ... Ja, den könnte ick mal kommen lassen. Da erzähle ich ihm das – oder könnten nicht Sie das machen? ..."

„Nee, würde ich nicht gut finden, können Sie auch ..."

„Dann können die in der Runde erst mal darüber quatschen, und wenn ick dann komme, sind sie hoffentlich damit fertig, und wir können zur Tagesordnung übergehen ..."

„Vielleicht verstehen sie das sogar ..."

„Ja ..."

Herr Victor lehnt sich zurück und sieht mich an: „Komisch, ich hatte tatsächlich die größte Angst davor, wie ich es meinen Freunden beibringen könnte. Kam nicht auf den Trichter, daß die das vielleicht doch nicht lächerlich finden. Und die Sache mit Kurt ..."

„Ich könnte mir vorstellen, daß die merken, daß die hier mal gebraucht werden ... War ja wohl bisher nicht nötig ..."

„Ja, stimmt."

Herr Victor wird zur Bestrahlung abgeholt.

„Können se nich morgen noch mal wiederkommen ... wenn ich mir das nicht merken kann ..."

„Klar, mache ich ..., tschüs!"

Gabi

Heute hat sich die Sonne einen grauen Nebelschal um die Schultern gelegt. Mein Weg ins Moabiter Krankenhaus führt durch die unterschiedlichsten Landschaften. Berlin ist vielfältig.

Nach der vornehm verpennerten Straße mit dem kürzlich restaurierten S-Bahnhof, in der ich wohne, säumt Kiefernwald die Avus. Eine Weile noch werde ich vom vertrauten Kindheitsgeräusch der S-Bahn begleitet, dann am Funkturm passiere ich ein silberhäutiges Monstrum: Das Internationale Kongreßzentrum, ein ins Gigantische vergrößerter Alptraum, gedacht als Stätte von Massenzusammenkünften. Kürzlich sah ich dort ein Ballett. Fern von der Bühne, von der sinnlichen Nähe des Spiels, wie durch ein umgedrehtes Fernglas, den Schwanentanz in Stecknadelkopfgröße. Das Publikum, Bildschirmdistanz gewöhnt, jubelte. Auf dem Dach dieses Hauses – ein Garten voller Bäume. Wer mag da wohl lustwandeln?

Vorbei an Hauswänden, die als riesige Reklametafeln wenigstens Farbe in die Landschaft bringen, vorbei an der Türmchensilhouette der Westendklinik, an Friedhöfen, Gleisen, Fabriken und Kanälen, biege ich über die Westhafenbrücke in eine meiner Lieblingsgegenden ein: Berlin am Meer.

Insektenbeinig ragen Kräne in die Landschaft. Dumpfes Tuten, Schiffe, die gelöscht oder beladen werden. Und wüßte ich nicht, daß der große graue Block dort das Westhafen-Silo ist, würde ich meinen, mich in einer fremden Hafenstadt verfahren zu haben.

Berlin liegt am Meer.

Über die Turmstraße fahre ich dann auf meinen Parkplatz. Ich bin gespannt, was heute im Krankenhaus wieder auf mich wartet.

Es wartet erst mal unsere verärgerte und ratlose Kollegin Gabi auf mich. Sonst sind wir es, die ihren Rat als erfahrene und findige Sozialarbeiterin suchen, aber heute ist es umgekehrt.

Einer von ihr betreuten Patientin, erzählt sie, paßt der Anus praeter nicht. Auf ihre Fragen nach einer anderen Sorte wird ihr barsch beschieden: Nein, es gäbe hier keine anderen und diese würden immer genommen und alle seien bisher damit zufrieden gewesen.

Die Patientin ist verschüchtert, traut sich nichts mehr zu sagen, hat das Gefühl, die Schwestern seien besonders kühl zu ihr, und hat größte Schwierigkeiten mit der Versorgung.

Nun schaltet sich Gabi ein, erhält ähnliche negative Bescheide auf der Station. Ich kenne aus vielen Treffen mit Betroffenen und Ilcoberatern die unterschiedlichsten Beutelsorten, bestärke Gabi darin, nicht lockerzulassen.

Gabi fragt nun ihrerseits bei der Beschaffungsstelle des

Krankenhauses an. Dort hat niemand etwas dagegen, falls es nur dem Patienten nützt und nicht zu teuer ist.

Fazit dieser Eigenmächtigkeit: Die Station fühlt sich übergangen, ist sauer, die Patientin bekommt es zu spüren. Sie fühlt sich ab jetzt barsch behandelt, muß um jede Kleinigkeit besonders bitten, hört patzige Bemerkungen. Sie reagiert immer ängstlicher, wagt nichts mehr zu fragen, läßt sich gehen. Als sie am Besuchstag dringend eine Handreichung erbittet, verspricht der Pfleger in zehn Minuten zu helfen. Nach einer Stunde ist immer noch nichts passiert. Der Sohn geht ins Schwesternzimmer, um nachzufragen, findet das Pflegepersonal beim Kaffeetrinken und sagt: „Sie wollten doch vor einer Stunde meiner Mutter ..."

Kühl raunzt der Pfleger zurück: „Wollen Sie mir vielleicht Vorschriften machen, wie ich meine Arbeit einzuteilen habe."

Die Atmosphäre wird immer unzumutbarer für die Patientin. Ihre Gesundheit macht keine Fortschritte.

Gabi erreicht endlich, daß sie auf eine andere Station verlegt wird. Dort fühlt sie sich wohl, beginnt langsam, sich wieder zu pflegen, wird umgänglicher, kann bald entlassen werden.

Die Bestrahlung

Ich biege beim Kiosk um die Ecke. Da ist er wieder, dieser Mann, den ich vorhin schon unschlüssig in der Vorhalle stehen sah. Er hat einen Zettel in der Hand und schaut sich suchend um.

„Kann ich Ihnen helfen?"

„Ich weiß nicht, wo ich hin muß ..., zu irgendeiner Bestrahlung ..."

„Welche Bestrahlung ... Kobalt?"

„Weiß nicht, vielleicht."

Ich wundere mich. Normalerweise wissen die Patienten genau, zu welcher Bestrahlung sie gehen müssen. Ich schaue auf seinen Zettel. Es ist ein Schein aus der Onkologischen Praxis

Tiergarten. Da steht Bronchial-Ca – wird der Linearbeschleuniger sein. Ich schaue ihn von der Seite an. Weiß er wirklich nicht, weshalb er hier ist?

„Kommen Sie, ich bringe Sie hin."

Er lächelt. Wie alt mag er sein? Anfang Fünfzig? Er zieht das Bein beim Laufen nach und macht ein angestrengtes Gesicht.

„Sie waren noch nie bei uns?"

„Nein, ich weiß nicht, was gemacht werden soll, ich glaube ... das Bein."

Wir sind im Keller. In der düsteren Beleuchtung sehe ich sein schweißnasses Gesicht. Das Gehen strengt ihn an. Er sieht unglücklich aus, versucht, sich mir im Gehen anzupassen. Ich bleibe stehen, damit er eine Pause machen kann.

„Haben Sie Angst?"

Ich wollte das eigentlich nicht fragen, aber plötzlich erscheint es mir als das einzig Sinnvolle.

Diese direkte persönliche Frage verblüfft ihn. Er schaut mich intensiv an, als müßte er prüfen, ob er sich auf mich einlassen kann.

„Ja, große. Tut das weh?"

„Nein, bestimmt nicht."

Ich kann mir immer noch nicht vorstellen, daß er so unvorbereitet ist. Aber vielleicht hat er das alles verdrängt.

Ich versuche, ihn zu beruhigen, und erzähle, daß die Kollegen dort sehr nett seien, daß sich immer jemand um ihn kümmern wird, daß er sich alles vorher ansehen kann ...

„Denken Sie, das hilft ... Ich meine so, daß ich wieder gesund werde ...?"

Ich kenne ihn nicht, weiß nichts von ihm, beantworte solche Fragen grundsätzlich nicht.

„Ich weiß gar nichts von Ihnen, ich bin außerdem Psychologin und kein Arzt, aber ich bin sicher, daß der Arzt gleich mit Ihnen sprechen wird ..."

Bronchial ... Adeno ... Vielleicht hat er Metastasen im Bein? Nun sind wir beim Linearbeschleuniger angekommen.

„Ich melde Sie an, Sie können sich setzen." Er lächelt freundlich.

„Ach Frau Kreibich, gut, daß Sie kommen ..."

„Erst mal habe ich euch Herrn Zeuner mitgebracht. Ist er bei euch vorgemerkt?"

„Ja, aber erst halb 11, dauert noch ein bißchen."

„Er hat Angst, seid bitte lieb mit ihm."

„Sind wir doch immer!"

„Kann ich ja fast bestätigen. Gut, ich warte draußen."

„Wir müssen noch etwas warten, ich bleibe bei Ihnen, bis Sie dran sind."

Er scheint sich zu wundern, daß ich Zeit habe. Eigentlich müßte ich auf Station 7, aber das ist jetzt wichtiger. Jetzt rinnt ihm der Schweiß von der Stirn, er ist total verkrampft. Ich schiebe meinen Zeigefinger in seine geballte Faust.

„Versuchen Sie, sich ein bißchen zu entspannen."

Er öffnet seine Faust, lehnt sich zurück, wischt den Schweiß von der Stirn. Er keucht beim Atmen.

Ich pieke ihn leicht in den Bauch.

„Versuchen Sie mal, dorthin zu atmen, wo mein Finger ist."

Auf Anhieb gelingt das nicht, erst als er die Brust locker läßt, wird die Atmung harmonischer.

„Ja, prima."

Die Situation ist komisch, und wir lachen. Alle Patienten, die auf die Bestrahlung warten, schauen jetzt auf uns. Wieso lachen die denn?

Wir müssen länger als gewöhnlich warten, und so erzählt er mir aus seinem Leben: daß er erst vor kurzer Zeit geheiratet hat, daß seine Frau zwanzig Jahre jünger ist als er.

„Und nun haben Sie Angst, daß Ihre Frau die Krankheit zu sehr belasten könnte?"

„Ich weiß nicht."

Jetzt ist er relativ entspannt, redet über sich und seine Vorstellungen, wie es weitergehen könnte.

Ich sage nicht viel dazu, versuche gelegentlich, ihn zu unterstützen.

„Sie können einem Mut machen ... Ich möchte Sie wiedersehen ..."

„Ja, machen wir. Ich sehe im Buch nach, wann Sie wieder dran sind mit Bestrahlung, und dann komme ich hier herunter."

„Ja, bitte."

Nun konnte ich ihm doch nicht mehr den Apparat zeigen. Aber heute ist hier zu viel los, da kann ich keine Extratour verlangen.

Der Friedhof

Während ich die Tagesschau sehe, freue ich mich schon auf den folgenden Film. Endlich kann ich mich mal nach langer Zeit entspannt vor dem Fernseher ausruhen.

Da läutet das Telefon. Frau Halstermann, die Mutter einer jungen Patientin, die zur Bestrahlung auf der Station liegt, ist am anderen Ende.

Als Renate im Urlaub war, habe ich sie mitbetreut und dabei ab und an auch mit der Mutter gesprochen. Nun ist Renate schon lange wieder zurück, und Frau Halstermann nimmt nun immer noch unserer beider Hilfe in Anspruch. Sie sagt:

„Frau Schnurre, meiner Tochter ging es gestern sehr schlecht, Sie werden das sicher schon gehört haben. Wie schätzen Sie denn die Chancen ein?"

Ich kann gar nicht so schnell darauf reagieren, da fährt sie schon fort: „Ja, ja, ich glaube, ich habe meine Tochter heute etwas aufgeregt." Sie zögert ein wenig. „Dabei wollte ich doch nur Klarheit haben. Ich habe sie gefragt, ob sie sich nicht doch auf dem Südfriedhof beerdigen lassen will, wo schon die Großeltern eine Grabstelle haben. Aber sie fing gleich an zu weinen und beschimpfte mich. Ich würde nur an das Schlimmste denken, das sei keine Hilfe für sie. Auf jeden Fall wolle sie in Friedenau begraben werden.

Dabei habe ich das nur gut gemeint, ich will doch alles richtig machen. Jeden Sonntag zum Gießen von einem Friedhof zum anderen zu fahren ist mir einfach zu anstrengend. An Wochentagen wird es ja – Gott sei Dank – vom Gartenamt gemacht, aber am Sonntag … Ich bin doch schon siebzig und werde auch nicht jünger, daß meine Tochter das nicht verstehen kann ..." Sie weint.

Mir ist die Lust auf den Film vergangen.

Auf dem Flur treffe ich Renate, sie sagt:

„Komm, setz dich mal zu mir, ich muß dir was erzählen. Manchmal glaubt man seinen Ohren nicht zu trauen. Kennst du die Mutter von Frau Halstermann?"

„Ja und ob ich die kenne. Was hat sie denn nun wieder angerichtet?"

„Das kannst du dir bestimmt nicht denken, das sprengt jede Vorstellung. Die wartet doch geradezu darauf, daß ihre Tochter stirbt. Vielleicht, daß das ein Ende hat, abhaken sozusagen. Da hat sie doch gestern einen Streit mit ihrer Tochter darüber angefangen, wo diese beerdigt werden soll. Sie hat von der Tochter verlangt, sie solle sich auf dem Friedhof begraben lassen, wo ihre Familie liegt.

Die Tochter will sich aber in Friedenau begraben lassen, wo die Schwiegereltern liegen. Darüber hat sie tatsächlich mit der armen Frau gestritten."

„Die Geschichte hat eine Fortsetzung. Gestern abend rief sie mich nämlich an, du warst nicht zu Hause. Offensichtlich hatte sie deswegen ein schlechtes Gewissen. Sie wollte sich jedenfalls rechtfertigen: „Na, das müssen Sie doch verstehen, ich bin auch nicht mehr die Jüngste, und ich kann doch nicht jedes Wochenende auf zwei verschiedene Friedhöfe gehen, die noch dazu so weit auseinanderliegen!"

„Was hast du gesagt?"

„Du weißt doch, manchmal gibt es Situationen, da kann man eigentlich gar nichts mehr sagen."

Frau Halstermann ist eine überaus hübsche und äußerst liebenswerte Frau von Anfang Vierzig. Wir haben sie beide gern und betreuen sie gemeinsam. Zu dem Zeitpunkt, als ihre Mutter unbedingt wissen will, auf welchem Friedhof sie beerdigt werden wird, liegt sie bereits seit fünf Monaten mit einem Mammakarzinom und Knochenmetastasen im Krankenhaus. Eben war ein gebrochener Knochen operiert worden.

Wir fragten uns bang, wie lange sie diese Attacken auf ihren Lebenswillen aushalten kann.

Frau Halstermann liegt nun schon sechs Monate bei uns im Krankenhaus. Die Mutter kommt weiterhin jeden Tag, und wir haben eine Art Burgfrieden geschlossen, obwohl ich immer wieder daran denken muß, wie tief sie ihre Tochter damals mit dem Friedhof verletzt hatte. „Die geht über Leichen", hatte Frau Halstermann zu uns gesagt.

Die Bestrahlungen sind beendet, der gebrochene Knochen ist fast geheilt, und jetzt bekommt sie „nur" noch Chemotherapie.

Mit dem Gesicht einer Renaissancemadonna, mit großen Augen und einer hohen gewölbten Stirn liegt sie dünn und zerbrechlich im Bett.

Noch beim Eintreten empfängt sie mich triumphierend: „Freitag werde ich entlassen."

Das wußte ich zwar schon, aber in diesem Moment mußte ich an das Gerangel um ihre Mobilisierung zurückdenken. Keiner konnte so recht glauben, daß sie eines Tages entlassen würde, und so wurde das Lauftraining einige Zeit verzögert. Sie selbst war allerdings mutig und nahm entschlossen jede Herausforderung an. Sie war auch zu jedem Risiko bereit, wenn es galt, ihren Zustand positiv zu verändern.

„Wer nichts riskiert, kommt nicht nach Stammheim", sagte sie. Nun, ich kannte den Spruch etwas anders. Aber wenn er seine Wirkung tat ...

Sie war an allem sehr interessiert, was außerhalb des Krankenhauses passierte, selbst in den Zeiten, als es ihr sehr schlechtging. Im übrigen war sie auch sehr treffsicher in der Beurteilung von Situationen und Menschen und nie völlig resigniert, auch wenn ihr Körper ihr nicht mehr gehorchte.

Wir haben viel Spaß miteinander gehabt, und manchmal fragte ich mich, woher sie die Kraft nahm, so gelassen mit diesem elenden Leben umzugehen.

Obwohl wir immer sehr offen über ihren Zustand gesprochen haben und sie ihre eingeschränkten Chancen kannte, hat sie weiter Vorstellungen entwickelt, was sie „noch einmal" machen wollte: Urlaub mit ihrem Mann, durch den Park streifen, ins KaDeWe gehen, lange und bewußt in der Sonne sitzen.

Als ich nun ihr Zimmer betrat, war ich so glücklich wie sie. Unsere Komplicenschaft hatte sich gelohnt. Sie wird es schaffen, „noch einmal", noch öfter.

Wer wird die nächste sein

Migräne seit Tagen. Nenad hat mir Tee ans Bett gebracht und sich seine Schulbrote selbst gestrichen. Ich habe zwar eine leichte „Rabenmutteranwandlung", aber nur kurz, um dann um so intensiver mein Faulsein zu genießen und den Morgen diesmal ohne Eile langsam anrollen zu lassen. Ich nehme mir Zeit beim Frühstück, beim Zeitunglesen, aale mich in der Badewanne und versuche, nur an die nächste halbe Stunde zu denken.

Selbsthilfeabend Dienstag

Der Tag zerrinnt mir zwischen den Fingern.

Dienstag: Ich wische Schubladen aus, falte nie benutzte Tischdecken um und ordne den Inhalt meiner Schränke neu.

Dienstag: Ich beginne Regale aufzuräumen und Blusen zu plätten, die ich gar nicht mag und nicht anziehen werde.

Dienstag: Viel zu spät fahre ich los, diesmal froh um jede rote Ampel.

Selbsthilfeabend Dienstag

Diesmal habe ich Angst davor. Am Samstag ist Paula gestorben, am Mittwoch Dora. Nur einige der Frauen wissen es schon, die meisten erfahren es jetzt in der Gruppe – als Schock.

„Wer wird die nächste sein", sagt Anne spontan, und wir alle denken dasselbe.

Nur langsam beginnt das Gespräch wieder. Wir erinnern uns an den Tag, als Paula das erstemal in die Gruppe kommt.

Jung, auffällig geschmackvoll gekleidet, selbstsicher lächelnd, Typ „höhere Tochter".

Über ihre Krankheit, ein Melanom, erzählt sie, als Medizinstudentin bestens informiert, wie aus einem Lehrbuch. Ihre Zeichnung zum Thema „Meine Krankheit und ich" ähnelt einer medizinischen Schautafel aus dem Anatomiebuch.

Wenn es um Organisationen, Vorträge, Aufgaben geht, um Besorgungen, Aufbereitungen, Zusammenfassungen, ist Paula in der Gruppe allen überlegen. Versuche ich hingegen Phantasiereisen, Wahrnehmungsübungen zu machen, versteckt sie sich hinter lächelnder, damenhafter Zurückhaltung.

„Stellt euch bitte vor, ihr seid ein Apfel", sage ich, „und liegt in einer Kiste mit anderen Äpfeln. Werdet jetzt der Apfel, schaut euch um in der Kiste, und laßt euch Zeit dabei, in das Gefühl hineinzukommen, ein Apfel zu sein ..."

Nach einiger Zeit bitte ich jeden Teilnehmer, uns das Erlebnis als Apfel mitzuteilen.

„Ich kann mich nicht in etwas anderes hineinversetzen", sagt Paula und beginnt einen Monolog darüber, wie unsinnig sie das findet. Als sehr viel später Dora in die Gruppe kommt, hat sie eine Bundesgenossin gefunden, und beide sind sich oft einig in der Ablehnung von solchen „Kindereien". Doch nach und nach beginnt bei Paula sich etwas zu verändern. Im Laufe der Zeit bekommt Paulas Maske Risse.

Ich entsinne mich an jenen Tag, an dem Paula uns von der Metastasierung ihrer Krankheit berichtete. Wohl zum erstenmal konnte sie sich dem Gefühl der Trauer und des Schmerzes hingeben. Sie erlebte wohl auch zum erstenmal die Wärme und Zuwendung der Frauen in der Gruppe, die sie in den Arm nahmen und versuchten, mit ihr den Schmerz zu teilen. „Obwohl ich nun soviel für mich getan habe, holt mich diese Krankheit nun doch noch ein. Ich habe so hart darum gekämpft, mich zu verändern", weint sie. „Soll denn alles vergeblich gewesen sein?"

Ich entsinne mich an den Tag, an dem Dora zum erstenmal von ihrer Mutter sprach. Mit sanfter Unnachgiebigkeit hat sie Dora im Laufe der Zeit zu einer gutfunktionierenden kühlen

Maschine verformt. Form – das war das Motto dieser Familie. Vom Gefühl bis zur Kleidung war alles formvollendet. Selbst als Dora nach vielen Operationen vor Schmerzen kaum stehen konnte, bügelte sie stundenlang für ihre Familie Blusen, Röcke und Hosen. Auch wenn es ihr schlechtging, ihre Familie sollte immer wie aus dem Ei gepellt aussehen.

Wie sehr mich das an meine eigene Mutter erinnert. Auch in meiner Familie ließ man sich nicht gehen. Zärtlichkeiten wurden zwischen meinen Eltern nur in Form von Handküssen getauscht, jedenfalls habe ich als Kind nichts anderes gesehen. Schon morgens saß meine Mutter perfekt geschminkt und gepflegt am Frühstückstisch. Daß sie eine Faible für wunderschöne Wäsche und Nachthemden hatte, sah ich erst, als sie im Krankenhaus lag. Bis zum Ende ihres Lebens wurde auch bei uns „die Form" gewahrt. Meine Mutter untersagte meinem Vater, den sie sehr liebte, zwei Tage vor ihrem Tod den Besuch im Krankenhaus mit der Begründung: „Er soll mich in guter Erinnerung behalten."

Als meine Schwester ihre Todesanzeige las, bestand sie darauf, alle Karten nochmals drucken zu lassen. „Das hätte Mammusch nie erlaubt", sagte sie zu meinem Vater, „daß ihr Geburtsdatum draufsteht."

Meine Mutter war mit 84 Jahren gestorben.

Ich stelle zwei Kerzen auf den Tisch. Ute fällt ein Traum ein, den sie vor einigen Tagen geträumt hat. Sie stand mit Gisela in der Küche am Küchentisch und versuchte, in eine Flasche Mehl zu füllen. Während sie das tat, wußte sie schon, daß es Asche war. Mehr hatte sie von diesem Traum nicht behalten.

„Ich wollte Paula noch anrufen", sagt Sabine. „Dora hatte mich zum Kaffee eingeladen, ich konnte an dem Tag nicht, jetzt tut es mir leid. Ich wollte Paula Blumen schicken, aber traute mich nicht." Ich wollte Dora immer schon ... Ich hab' ein schlechtes Gewissen, daß ich Paula nicht ...

Ich teile Papier und Buntstifte aus und sage: „Viele von uns sind traurig oder haben ein schlechtes Gewissen, daß sie versäumt haben, Paula oder Dora noch etwas zu sagen, zu fragen oder mitzuteilen. Auch wenn die beiden jetzt nicht mehr hier sind, haben wir die Möglichkeit, von ihnen Abschied zu nehmen. Nehmt bitte jeder ein Blatt, und überlegt euch, was ihr den beiden zum Abschied noch sagen wollt. Es kann ein Satz sein, ihr könnt einen Brief schreiben, eine Zeichnung machen oder ein Wort notieren, das ihr schon immer sagen wolltet."

Es herrscht konzentriertes Schweigen.

Nach einer Weile nehme ich meine beiden Briefe, falte sie zusammen und halte sie über die Kerze. Ein paar Aschestäubchen fallen herab. Die Kerze wird weitergereicht, und jeder verbrennt seinen Brief. Der Abschied tut weh, viele Frauen weinen.

„Wir haben jetzt Abschied genommen von den beiden, aber wir müssen auch daran denken, daß wir leben und die Möglichkeit haben, das, was wir von den beiden bekommen haben, in uns zu bewahren." – „Ich habe von Paula Mut bekommen, Mut zu kämpfen und nicht aufzugeben. Von Dora nehme ich mir ihre Freundlichkeit und Ausgeglichenheit."

So nimmt an diesem Abend jeder von den beiden das, was ihm am wichtigsten zu sein scheint. Mut, Ehrlichkeit, Traurigkeit, Zärtlichkeit, Wärme, Zurückhaltung. Alle diese vielen Seiten der beiden werden angesprochen, und jede der Frauen hat ein Stück davon für sich genommen.

Ich möchte diesen Abend nicht schließen, ohne daß die Teilnehmer noch als Gruppe Geborgenheit und Wärme vermittelt bekommen. Wir machen gemeinsam eine Körperübung und können danach viel entspannter ein Glas Wein trinken gehen und den Abend ausklingen lassen.

Der Grundsatz

Ich sah Frau Teichmann auf dem Flur. Sie war doch erst vor zwei Tagen entlassen worden, und nun waren plötzlich die Thrombozyten gefallen.

Wie blaß sie ist! Was mag sie wohl denken, wenn sie sich im Spiegel sieht?

Nach unserem ersten Gespräch, bei dem sie mir signalisiert hatte, daß sie lieber keine therapeutischen Gespräche führen möchte, sie sich aber über meinen Besuch freut, hatte sich ein herzliches Verhältnis zwischen uns entwickelt. Sie erzählte mir viel aus ihrem Leben, immer nur Tatsachen ohne Bewertungen. Nie hat sie etwas über Ängste oder ernsthafte Bedenken wegen ihrer Erkrankung gesprochen. Man könnte glauben, daß sie ihren körperlichen Verfall nicht wahrnimmt. Sie lebt in besten materiellen Verhältnissen, was aber den einsamen und verlassenen Eindruck eher verstärkt als mildert. Ihr Mann kommt selten und immer nur kurz. Kein Zeichen von Freude sieht man dann an ihr. Die Eltern kommen öfter. Ungeduld und Erschöpfung nach diesen Besuchen deute ich als innere Abwehr gegen diese Besuche. Ihren Sohn habe ich nie im Krankenhaus gesehen.

Es gibt keinen Zweifel mehr, daß sie bald sterben wird. Manchmal denke ich, daß ich ihr vielleicht Hilfe versage, wenn ich ihre Verschlossenheit so unausgesprochen akzeptiere. Aber vielleicht will sie so sterben, wie sie gelebt hat?

Tagelang denke ich darüber nach. Schließlich entscheide ich mich auch bei ihr für meinen Grundsatz, daß man Patienten keinesfalls veranlassen darf, Gefühle preiszugeben, die sie nicht preisgeben wollen.

Wir beschränken uns darauf, still und zuhörend miteinander umzugehen, und die Lebhaftigkeit, die während mancher Gespräche bei ihr aufkommt, scheint mir recht zu geben. Nie werde ich aber erfahren, was wirklich in ihr vorgegangen ist.

Um elf Uhr auf der 11

Um elf Uhr auf der 11 steht auf den kleinen Zetteln, die wir uns auf den Tisch legen, um 9.30 Uhr auf Station 5, um 2.00 Uhr auf der 18.

Obwohl unsere Schreibtische im selben Zimmer stehen, gibt es Tage, an denen Renate und ich uns nicht sehen. Aus Mantel, Schal und Zubehör schließe ich auf ihr Kleid, das sie heute anhat. Aus der hingeworfenen Tasche auf ihre Eile.

Wenn es Schwierigkeiten, Frust oder Fragen gibt, dann sind die verschiedenen Stationen unsere Treffpunkte. Heute brauche ich dringend Rat.

Herr Lauterbach ist wieder nicht zur Chemotherapie gekommen. Ich mache mir Sorgen. Wenn er jetzt dauernd seine Termine versäumt, hat es keinen Sinn, trotz guter Prognose seine Therapie weiterzumachen. Ich beratschlage mit Renate, ob ich ihn anrufen soll.

„Du bist nicht seine Mutter, du kannst ihn nicht dazu überreden", sagt sie. „Es ist seine eigene Entscheidung. Außerdem kennt er doch deine Nummer und hat sich schon einige Male bei Schwierigkeiten gemeldet."

Wir trinken Kaffee im Schwesternzimmer. Ich nicke, recht hat sie. Dann renne ich los in den Kobaltkeller zur Verabredung mit Frau Dr. Gerold. Sie ist eine sensible Ärztin, die schon aus leicht hingeworfenen Andeutungen der Patienten die Schwierigkeiten heraushört und sich mit mir in Verbindung setzt. Aber heute bin ich unruhig beim Gespräch und unkonzentriert.

Um 12.00 Uhr rufe ich doch bei Herrn Lauterbach an. Herr Lauterbach ist sehr reserviert, sagt, daß er es heute nicht geschafft hat, ins Krankenhaus zu kommen. Er habe sich aber für morgen angemeldet. Ich bin beruhigt, gebe Renate recht.

Mittags treffe ich mich mit Nenad in der Stadt, er braucht schon wieder Schuhe. Wir gehen Pizza essen, und ich bin sehr stolz auf meinen 13jährigen Sohn, der Andeutungen von Wohlerzogenheit zeigt, heute jedenfalls. Wir lachen und reden und genießen das Treiben auf dem Kurfürstendamm.

Herr Lauterbach geht mir durch den Kopf.

Mittwoch: Herr Lauterbach ist nicht zur Chemotherapie gekommen.

Donnerstag: Herr Lauterbach ist nicht zur Chemotherapie gekommen.

Freitag: Herr Lauterbach ist nicht zur Chemotherapie gekommen.

Samstag: Soll ich Herrn Lauterbach anrufen? Ich tue es nicht.

Nur kein Mitleid

Herrn Arnold bekommt die Therapie jetzt so schlecht, daß er nicht einmal schimpfen kann. Er ist apathisch. Unsere Kontakte sind mühsam. Manchmal möchte ich mich entziehen. Aber das ist nur ein flüchtiger Gedanke. Statt dessen versuche ich ihm zu vermitteln, daß ich daran glaube, daß es ihm wieder gutgehen wird und er das durchsteht.

Es gab auch Situationen mit starken Aggressionen. Einmal warf er eine Kaffeetasse nach mir. Zunächst mußte ich natürlich in Deckung gehen. Dann war ich blitzschnell bei ihm, habe ihn festgehalten und wortlos seinem wütenden Blick standgehalten. Als ich den Griff lockerte, wich die Spannung. Er fing an zu weinen, lange und lautlos.

Jetzt war ich drei Tage nicht da und bin gespannt, wie es ihm geht. Es scheint schon besser zu werden.

„Sie sehen ja wieder so gesund aus!"

„Hätten Sie es lieber, ich sähe krank aus?"

Darauf geht er nicht ein.

„Gestern hätte ich Sie gebraucht, da waren Sie nicht da, heute bin ich müde, habe keine Lust."

Das klingt nicht sehr freundlich.

„Warum ziehen Sie sich eigentlich immer so an?"

„Was ist ‚so'?"

Heute muß ich aufpassen. Ich entsinne mich, daß er es immer ganz gut fand, daß ich nicht so „krankenhausmäßig" angezogen bin.

„Das hat Ihnen doch eigentlich immer gefallen."

Ich lächle ihn an.

„Oder liegt es daran, daß Sie überhaupt unzufrieden sind?"

Er sieht wieder mufflig auf die Bettdecke, kommt aus seinem Kokon nicht heraus. Jetzt muß ich aufpassen.

Nur kein Mitleid! Ich hatte immer versucht, auch Erwartungen an ihn zu richten.

In letzter Zeit war das zugegebenermaßen nicht sehr erfolgreich. Er sieht erbarmungswürdig aus: keine Haare, abgemagert und scharfe Gesichtskonturen.

Manchmal hat er Gespräche abgelehnt, er will auch seine Frau nicht sehen, auch die Ärzte nicht.

Schließlich ist er zufrieden, daß ich ihm aus der Zeitung vorlese. Dabei schläft er ein.

Leben Sie wie zuvor

Das leise Zischen des Wasserstrahls zerstäubt die dösige Stille im Garten. Die meisten Patienten halten Mittagsschlaf. Nur Frau Sander besteht darauf, mit mir unter den Birken zu sitzen.

„Seit meiner Erkrankung bin ich sonnenhungrig und luftversessen geworden. Ich hab' solche Sehnsucht nach Erde und Pflanzen. Jeder Grashalm scheint mir kostbar, jede Blume was Besonderes zu sein. Ich sehe alles mit anderen Augen. Kennen Sie das auch? Ich bin so verändert, sensibel und ängstlich. Heule los, wenn mein Freund mich nur anschaut, erschrecke, wenn mich jemand etwas fragt. Am schlimmsten sind die Nächte. Ich liege stundenlang wach, erwache am Morgen schweißnaß und voller Angst. Träume, daß mein Freund mich verläßt. Obwohl – er ist so lieb, jetzt besonders. Besucht mich dauernd, überhäuft mich mit Blumen und Geschenken." Sie streicht zärtlich über den Morgenmantel. „Den hat er mir gestern besorgt. Und trotzdem – ich kann es nicht glauben, daß er mich liebt, noch lieben kann. Jetzt – wo ich so verstümmelt bin. Ja, wenn man verheiratet wäre, sähe alles ganz anders aus ..."

„Du bist nicht mehr die Frau, die ich geheiratet habe", sagt mein Mann. Ich hatte mich nach meiner Krankheit langsam auf mich selbst besonnen. Eine Arbeit begonnen, die nur mir gehörte. Obwohl ich Wolf daran beteiligte und seinen Rat suchte, fühlte er sich ausgeschlossen. Er, der bisher gewöhnt war, eine Frau neben sich zu haben, die immer griffbereit war, wenn er sie brauchte, der nur die Tür öffnen mußte, und sie ließ alles stehen und liegen, um mit ihm seine Arbeiten durchzugehen – mein Mann fand diese Frau nicht mehr vor. Ich erinnere mich an einen Abend, an dem ich einen Termin hatte und ihn bat, Nenad ins Bett zu bringen. Er sagte in ziemlich wehleidigem Ton:

„Gerade heute mußt du wieder weg, ich sitze an einer so schwierigen Stelle und brauche deinen Rat – kannst du es nicht verschieben?"

Mit schlechtem Gewissen sagte ich zum erstenmal nein und ging.

Die heftig geschlossene Tür unterstrich hörbar meinen Ärger und war der Beginn eines langsam immer stärker werdenden Selbstwertgefühls.

„Leben Sie wie zuvor", war der Satz, der mein Leben am nachhaltigsten veränderte.

Was mir zuerst als Verheißung der Ärzte erschien und bedeutete: „Hurra, das Leben geht weiter", wurde, je öfter ich erkrankte, um so unglaubwürdiger.

Ich bin nicht mehr dieselbe, die ich war.

Als ich das begriff, wußte ich auch, daß ich nicht mehr „so weiterleben konnte und wollte wie bisher".

Warum gerade ich, warum gerade Brustkrebs? Was bedeutet diese Krankheit für mich, wie kann ich mein Leben damit einrichten?

Ich begann meine Biographie auseinanderzunehmen, nach Schwachstellen zu suchen.

Ich lernte mich kennen.

Brustkrebs hat auch etwas mit meiner Sexualität zu tun, mit meiner Einstellung zum Leben.

Hier mußte ich ansetzen, wollte ich überleben.

Auf dem Burgwall steht ein junges Mädchen, der Wind zaust ihre langen Haare, bauscht ihre ärmellose Bluse.

So hat meine Cousine mich fotografiert. Ich fand mich wunderschön.

Doch meine strenge russische Mutter nahm einen Bleistift: „Solch einen großen Busen hast du nicht", sagt sie und retuschierte ihn weg.

„Du bist nicht mehr die Frau, die ich geheiratet habe."

Die Badewanne ist schon seit Kinderzeiten der Ort meiner Zuflucht.

Liebevoll betrachte ich meinen Bauch aus den Fluten tauchen, sehe Schaumbläschen platzend in meinem Nabelkrater versinken, meine Brust spitzenumhüllt auf dem Wasser schwimmen und meine Zehen Sturmfluten aufwirbeln.

Wasserschleier um die Schultern gelegt, entspanne ich mich in duftendem Wasser, um den Rest des Tages gelassener zu ertragen.

Im Bad mag ich mich leiden.

Aber heute sehe ich mich mit fremden Augen.

Ich sehe eine Frau, deren rechte Seite verunstaltet ist.

Wo einst ein Hügel wuchs, ist ein Krater entstanden, durchzogen von tiefen Narben.

Keine Rundung schmiegt sich mehr in die streichelnde Hand, nur noch Rippenbögen, mit Haut überzogen.

Solange ich mich aufgehoben fühlte in unserer Ehe, sah ich mich nur mit Wolfs liebender Anteilnahme, und die Spiegel waren mir noch nicht feind.

– Aber Wolf hat mich verlassen.

Bittermandelgeschmack auf der Zunge und Rachegedanken im Kopf, kämpfe ich jetzt ums Überleben.

Die Trennung kommt unvorbereitet.

Ich schau' in den Spiegel und seh' eine Frau, die geschüttelt wird von Panik, Enttäuschung und Angst.

Wie kann ich allein überleben, wie Nenad erziehen, wie einer neuerlichen Krankheit widerstehen?

Ich fühle mich doppelt gestraft.

Ich werde die Spiegel verhängen.

Ein Brief

Gabi schiebt mir einen Brief auf den Tisch. Karten bekommen wir von den Patienten öfter, vor allem aus dem Urlaub, aber ein Brief ist etwas Besonders.

Frau Naumann ... Ja, das war die Frau eines Patienten, der vor einem Jahr hier gestorben ist.

Ich zeige den Brief Marina. „Ja, ich kann mich auch noch an die beiden erinnern, an sie besser als an ihn. Du hast dich doch damals sehr intensiv um beide bemüht. Wie geht's ihr denn?"

„Weiß noch nicht."

Liebe Frau Kreibich,

heute vor einem Jahr starb mein Mann bei Ihnen im Krankenhaus Moabit. Ich weiß gar nicht, ob Sie sich noch an uns erinnern. Eigentlich wollte ich Ihnen schon lange schreiben, aber ich wollte Ihnen auch was schreiben können, was Ihnen zeigt, daß sich die ganze Mühe gelohnt hat, und das kann ich erst seit einiger Zeit. Also nochmals Dank für die Hilfe und Unterstützung! Ich habe oft daran gedacht, vor allem an die Gespräche, und was ich mit meinem eigenen Leben anfangen kann, nachdem ich so lange in so einer engen Beziehung mit meinem Mann gelebt habe. Am Anfang konnte ich gar nichts denken, nur immer an das, was ich verloren habe und wie nun alles weitergehen soll. Aber jetzt geht es mir gut, und bei Ihnen habe ich keine Angst, daß Sie das falsch verstehen könnten, so kurze Zeit nach dem Tod meines Mannes.

Ich habe die Arbeit wiederaufgenommen und noch etwas dazu übernommen, was mir Spaß macht. Der Sohn ist lieb, obwohl ich weiß, wie sehr ihm der Vater fehlt. Was mir Sorgen macht: Er kann nicht darüber reden. Sie wissen, bei uns wurde nicht über so was geredet. Man muß selbst damit fertig werden. Ich habe die Kur gemacht und eine kurze Reise mit einer Arbeitskollegin. Ich mußte immer daran denken, daß Sie mir gesagt haben, daß ich den Kontakt zu Leuten aufnehmen sollte. Aber wie machen? Gott sei Dank hat mich die Kollegin gefragt, aber ich hatte trotzdem Angst. So dumm ist man manchmal. Den nächsten Urlaub will ich im Süden machen.

Sie wissen ja, wir waren immer im Norden, mein Mann vertrug die Hitze nicht. Aber ich möchte so gern mal in die Sonne, und ich nehme ihm doch nichts weg, wenn ich jetzt woanders hinfahre.

Vielleicht finden Sie meine Schritte in die Selbständigkeit zu bescheiden, aber für mich ist es viel, und ich denke jetzt, daß es auch noch mehr wird.

Ich habe über unsere Gespräche nachgedacht, und daß sie bei mir „angeschlagen" haben, liegt vielleicht daran, daß Sie mir nichts aufgezwungen haben und auch nicht gleich zu viel verlangt haben. Das kam eigentlich erst hinterher.

Dafür wollte ich Ihnen noch einmal danke sagen. Ich hoffe, wir hören wieder einmal etwas voneinander. Ins Krankenhaus Moabit kann ich noch nicht gehen, aber wenn es mir einmal möglich ist, möchte ich gern noch einmal in das Zimmer gehen, in dem mein Mann gestorben ist.

Herzliche Grüße Ihre

Elisabeth N.

Liebe Frau N.

herzlichen Dank für Ihren Brief, über den ich mich aus mehreren Gründen sehr gefreut habe. Einmal, daß Sie es geschafft haben, denn Gespräche sind das eine, Handeln das andere. Natürlich freue ich mich auch, daß die Anregungen genützt haben.

Auch ich habe im nachhinein oft über unsere Gespräche nachgedacht. Als Therapeutin sieht man die Beziehungen manchmal aus der Vogelperspektive, und da erscheint alles ganz einfach, was man machen sollte. Ich erinnere mich an das uneingeschränkte Vertrauen innerhalb der Familie, aber auch an die damit verbundene Abschirmung gegen die „feindliche Umwelt". Nie haben Sie etwas ohne ihren Mann gemacht, auch der kleinste Einkauf wurde gemeinsam getätigt.

Ich gebe zu, daß ich das damals etwas befremdlich fand.

Bei Betriebsfesten waren Sie nie dabei, es hat Ihnen nichts gegeben. Sie selbst haben das oft angesprochen, so als müßten Sie sich rückversichern, daß diese Art zu leben auch die richtige ist. Und ich hatte große Bedenken, diesen Faden aufzugreifen, neben dem Kummer um die Erkrankung Ihres Mannes das Nachdenken über das eigene Leben in Gang zu bringen.

Sie haben für mich auf eine überraschende Weise reagiert. Sie waren täglich im Krankenhaus und haben das Gespräch mit Ihrem Mann über Ihr Zusammenleben angefangen, und das hat Ihnen beiden in seiner letzten Lebenszeit Intensität und Nähe gegeben. Bei Ihnen fehlte so jede Fremdheit, die bei Ehepaaren oft kurz vor dem Tod des Partners zu beobachten ist.

Ihr Mann hat für mich unerwartet tolerant reagiert. Obwohl er wußte, daß er bald sterben wird, hat er Sie für die Zukunft nicht auf die gemeinsam gelebten Normen und Werte verpflichtet. Der Schmerz, Sie verlassen zu müssen, hat ihn nicht dazu gebracht, Ihnen das Weiterleben nicht zu gönnen, es sei denn in Erinnerung an ihn.

Ich war damals sehr beeindruckt von Ihnen beiden, und wie Sie dann das Weiterleben angingen.

Daß das gelungen ist, freut mich ganz besonders …

Ich hab's verdient

Ich mag diesen leicht verhangenen Septembermorgen. Nebelstreifen zwischen den Kiefern und die Ahnung einer fernen, blassen Sonne. Öffne ich die Gartentür, weht ein pelziger Modergeruch von feuchten Blättern herein, und die Luft schmeckt leicht ätzend. Seit meiner Erkrankung, vor allem seit der Chemotherapie, bin ich besonders luftversessen, spüre stärker die unterschiedlichen Tagesgerüche. Oder habe ich sie früher einfach nicht wahrgenommen?

Früher, das war vor meiner Erkrankung. Ich teile mein Leben oft ein in: vor und nach der Erkrankung. So, wie ich anfangs meine Heirat als Zeitmesser nahm. Nach der Erkrankung heißt: Bewußter leben. Mit mehr Anteilnahme auf Menschen zuzugehen. Heißt aber auch, mehr Energien auszugeben. Ich muß lernen, mit meinen Kräften sparsamer umzugehen. Nach einem intensiven Arbeitstag ist mir so viel unter die Haut gegangen, daß sie mir ganz durchscheinend vorkommt.

Heute wird es wieder so ein Tag. Sechs Patienten stehen auf meiner Liste. Zwei neue Anfragen finde ich auf dem Schreibtisch vor. Zuerst besuche ich Frau Mertens.

Frau Mertens, 48 Jahre alt, Darmkrebs:

Wir kennen uns seit ein paar Wochen, seitdem sie bei uns operiert wurde und bestrahlt wird. Heute will ich mich von ihr verabschieden, denn sie wird morgen entlassen, um ambulant weiterbehandelt zu werden. Frau Mertens ist offensichtlich froh über meinen Besuch. Sie strahlt mich an, bedankt sich überaus herzlich und sagt, daß ich ihr sehr geholfen habe bei der Bewältigung ihrer Krankheit, und wie glücklich sie nun sei, endlich nach Hause gehen zu können. Aber: Mir fällt ihre Unruhe auf. Ich spreche sie daraufhin an.

Ich sage: „Frau Mertens, Sie lächeln mich an, wenn Sie von Ihrer überstandenen Krankheit sprechen, ballen dabei aber Ihre Hände und bewegen unentwegt Ihre Füße unter der Bettdecke. Wenn Sie sich einmal in Ihre Hände hineindenken könnten, was könnten Ihre Hände sagen?

Vielleicht: Ich bin die rechte Hand von Frau Mertens; sonst bin ich offen und warm, aber heute habe ich mich zusammengeballt, bin abweisend ..." Sie fährt nach einer längeren Pause fort: „Bin eine Kugel, will nicht, daß jemand in mein Inneres guckt, auch nicht die Frau Schnurre. Eigentlich habe ich so große Angst. Angst, morgen nach Hause zu gehen. Ich traue mich aber nicht, es zuzugeben. Weiß gar nicht, wie ich leben werde mit dem Gedanken an den Krebs, der da vielleicht doch noch in mir drin ist. Will meine Familie nicht belasten. Weiß auch nicht, wie meine Freunde mich akzeptieren werden. Mache mir Gedanken darüber, wie das wohl sein wird, wenn ich im Wohnzimmer sitzen werde, wenn Besuch da ist und mein Darm Geräusche macht."

Sie fängt an zu weinen. „Daß das aber auch gerade mir passieren mußte! Aber ich habe es ja auch verdient." Ich bitte Frau Mertens, diesen Satz noch einmal zu wiederholen. „Ich hab's verdient." – „Wiederholen Sie noch einmal."

Frau Mertens: „Ja, ich habe es verdient, diese Krankheit. Es ist die Strafe für all die schlechten Gedanken, die ich schon so lange habe." Sie schaut mich fragend an. „Ob mein Mann nicht doch das Recht hat, sich eine Freundin zu suchen?" Sie beginnt zu weinen. Sie weint und weint immer heftiger. Ich lege meine Hand auf ihren Arm. „Lassen Sie ihn zu, Ihren Schmerz, lassen Sie alles heraus." Nach langer Zeit, als sie ruhiger geworden ist, sagt sie: „Ich habe meinem Mann schon sehr lange unterstellt, daß er sich eine Freundin wünscht. Ich konnte es nie verstehen, daß er mich mag. An mir ist doch nichts dran, und nun noch diese Krankheit. Ich kann doch jetzt gar nicht im selben Schlafzimmer mit ihm schlafen, aber ich weiß nicht, wie ich ihm das sagen soll." – „Wollen Sie es ihm denn sagen?" frage ich. Sie nickt. „Sie könnten es doch hier mal ausprobieren", schlage ich vor und lege ein Kissen auf ihr Bett. „Stellen Sie sich vor, hier sitzt Ihr Mann, und nun sagen Sie ihm alles das, was Sie sagen möchten."

Frau Mertens schließt einen Augenblick die Augen und sprudelt dann los: „Hanne, ich habe so Angst, morgen nach Hause zu kommen. Am größten ist meine Angst vor der Nacht. Du wirst dich vor mir ekeln und es mir nicht zeigen wollen. Am liebsten würde ich ja in der kleinen Kammer schlafen, aber du sagst immer, Eheleute gehören in ein Ehebett, sonst stimmt was nicht. Ich habe sowieso schon lange Schwierigkeiten. Ein Mann braucht so etwas, aber ich habe einfach keinen Spaß daran." Sie fängt an zu weinen. „Seit der letzten Abtreibung habe ich kein Gefühl mehr dafür. Ich denke immer, du müßtest das doch mal merken, aber du schläfst immer gleich ein." Fast erleichtert: „Aber jetzt geht's ja auch sowieso nicht mehr mit dieser Krankheit." Sie hebt die Hand an den Mund und verstummt plötzlich. „Können Sie die Bewegung noch mal machen?" sage ich.

Frau Mertens wiederholt die Bewegung. Ich: „Noch mal bitte."

Frau Mertens hält die Hand vor den Mund, guckt plötzlich ganz erschrocken. Ich: „Wo sind Sie jetzt mit Ihren Gedanken?"

Frau Mertens: „Ich glaub', mir ist was eingefallen, und ich

will's nicht rauslassen." Dann nach einer Weile. „Vielleicht habe ich den Krebs nur gekriegt, damit ich einen Vorwand habe, nicht mehr mit meinem Mann schlafen zu müssen ..."

Nach einer Pause: „Dabei mag ich ihn ja sehr gerne und bin auch gern mit ihm zusammen, aber was ich nicht leiden kann, ist, wenn er am Tage so uninteressiert ist und mufflig und dann erst im Bett zärtlich wird. Ich fühle mich so ausgenutzt. Mich sieht er ja gar nicht. Aber jetzt brauche ich mir das ja nicht mehr gefallen zu lassen."

An diesem Vormittag streiche ich die anderen Patienten auf meiner Liste. Wir arbeiten intensiv, bis wir für heute einen Abschluß finden. „Können wir das so stehenlassen und nächstes Mal weitermachen", frage ich. „Ja", sagt Frau Mertens, „ich bin zwar ganz aufgelöst und verheult, aber auch sehr erleichtert, daß ich nach so vielen Jahren über dieses Problem mit jemand sprechen kann."

Wir machen einen neuen Termin aus.

Frau Mertens wird zum Gespräch ins Krankenhaus kommen, und ich hoffe, daß sie nach einiger Zeit bereit sein wird, auch ihren Mann mitzubringen.

Immer kommt alles zu spät

Heute habe ich mich mit Frau Arnold zu einem Gespräch verabredet.

Sie weint, als sie kommt, und scheint ganz unglücklich zu sein. „Ich kann ihn überhaupt nicht mehr verstehen. Alles, was ich mache, ist falsch. Wenn er nur sagen würde, daß es ihm schlechtgeht und er deshalb alles nicht will. Aber so. Er ist gemein zu mir."

Sie schluchzt.

„Dabei mache ich alles. Ich strample mich ab wie verrückt, die Arbeit, der Haushalt, die Kinder. Die wollen ihn auch nicht mehr sehen, weil er so unfreundlich ist. Ich kann einfach nicht mehr."

„Ja, es geht ihm wirklich schlecht."

„Weiß ich ja, tut mir auch leid, aber für mich hat auch niemand Verständnis. Kann nicht mehr."

„Sie denken, daß Sie alles tun, was nur möglich ist, und trotzdem ist es nicht genug?"

„Er sieht das alles gar nicht."

„Sie halten ihn für undankbar und möchten wenigstens Anerkennung für das, was sie machen."

„Ja, vielleicht mache ich auch nicht das Richtige."

„Oder vielleicht einfach zuviel?"

„Sie meinen, ich sollte nicht jeden Tag kommen?"

„Das möchte ich auf jeden Fall vorschlagen. Jede Art, sich zu verhalten, fällt ihm so schwer."

„Muß er ja gar nicht, ich bin doch bloß da."

„Das ist scheinbar so. Aber es ist doch so, daß Sie Ihren täglichen Streß mitbringen. Das ist doch kein Wunder. Sie sind total überlastet und sind dann so kaputt, wenn Sie hier ankommen..."

„Letzte Woche war ich entspannter, da hatte ich Urlaub. Wir konnten da auch viel besser miteinander reden."

„Und wie hat Ihr Mann dann darauf reagiert?"

„Ja, zum Teil war er so wie immer, eben verschlossen. Einmal haben wir auch über uns gesprochen. Sie müssen wissen, er sagt nie, was er denkt, schon gar nicht, was er fühlt. Ich mußte schon immer alles aus ihm herausquetschen..."

„Und plötzlich hat er über Sie beide gesprochen ... worüber haben Sie geredet?"

„Na, so das Übliche..."

Ich sehe sie erstaunt an.

„Was ist das ‚Übliche'?"

„Na, so über unser Verhältnis, wie es weitergehen soll. Daß er mich braucht und eigentlich an uns hängt, mir und den Kindern ... habe ich doch jahrelang nicht gewußt. Eigentlich haben wir mal über alles gesprochen, auch über Sex und so ..."

„Hm."

Das ist also das „Übliche". Worüber haben sie denn all die Jahre ihres Zusammenlebens gesprochen?

„Wie war das Gespräch für Sie?"

„Ach, ich weiß nicht, es hat mich ganz traurig gemacht. Jetzt, wo wir sowieso keine Chance haben, damit etwas anzufangen, fangen wir an zu reden."

„Wieso?"

„Na, Sie sehen doch selbst, wie es um ihn steht."

Klar, warum vergessen wir manchmal, daß die Angehörigen die Chancen des Patienten vorwiegend nach dessen Aussehen beurteilen.

Sie weint. Sie tut mir sehr leid, und ich umarme sie. Sie weint noch stärker.

„Immer kommt alles zu spät."

„Haben Sie das Gefühl, daß Sie immer alles zu spät erkennen?"

„Ja, immer."

Ich spüre die abgrundtiefe Enttäuschung über viel mehr, als in dieser Situation jetzt steckt.

„Was sind denn jetzt Ihre Erwartungen?"

Sie sieht mich eindringlich an.

„Wenn er sterben muß, dann wäre es mir lieber, daß es nicht so lange dauert, bevor alles kaputt ist."

„Und wenn er nicht sterben muß, wollen Sie dann mit ihm leben, vielleicht auch ein verändertes Leben?"

„Eigentlich liebe ich ihn ja, habe auch viel falsch gemacht. Man kommt in so eine Routine, jeden Tag dasselbe. Plötzlich ist so eine Krankheit da, und alles wird ganz anders."

Wir reden noch intensiv miteinander.

Vielleicht lehnt ihr Mann sie jetzt deshalb ab, weil er spürt, daß sie nicht an seine Chance glaubt, und das seine Kraft überfordert.

„Hier auf der Station glauben alle, daß Ihr Mann wieder gesund wird."

Wir verabschieden uns.

„Frau Kreibich, Sie gehen doch weiter zu ihm, er war neulich wohl ziemlich eklig, aber er wartet immer auf Sie ..."

„Ja, ganz sicher, das kann ich schon ertragen ..."

Sie lächelt und geht, ohne noch einmal ins Zimmer ihres Mannes zu schauen.

Ich mag dich trotzdem

Übermütig strahlend kommt Helga heute zur Tür herein.

„Dir scheint es gutzugehen", begrüße ich sie, „siehst aus, als hättest du dich verliebt."

„Woher weißt du das denn schon wieder", kichert sie verlegen, um dann ernster fortzufahren: „Aber ich kann nur im Dunkeln mit ihm schlafen." – „Na, na", frozzeln die Frauen, „so häßlich bist du ja nun auch wieder nicht."

Helga fängt an zu weinen. „Lacht bitte nicht, aber ich kann es einfach nicht ertragen, wenn er mich anschauen oder streicheln will. Ich lasse nachts immer meine Prothese an. Er hat mir gleich am Anfang erzählt, daß er schöne Busen mag, und nun will ich nicht, daß er mich so verstümmelt sieht."

Die Frauen schauen erschrocken zur Seite. Lotte sagt ganz leise: „Das kann ich gut verstehen. Meine Operation ist ja nun schon acht Monate her, aber ich habe mich selber auch noch nie angeschaut, und mein Mann hat mich auch niemals danach gefragt. Vielleicht hätte mir seine Anteilnahme geholfen, damit besser fertig zu werden, aber so ..."

Als hätten die beiden den allergischen Punkt getroffen, prallen von allen Seiten Schilderungen, Ratschläge, Meinungen in der Gruppe aufeinander.

Ich stehe vor dem Kleiderschrank und schiebe mit einer Handbewegung meine Blusen zusammen. Die werde ich nun alle nicht mehr tragen können, denke ich, und Tränen kommen mir vor Selbstmitleid. Meine roten, blauen, zarten, durchsichtigen Lieblingsblusen, meine weiße Seidenbluse, meine edle Spitzenbluse. Ich bündle sie zusammen und rufe Renate an.

„Du mußt mir vor der Abfahrt nach Heidelberg noch unbedingt ein Oberteil mit vielen, vielen Falten nähen", schluchze ich ins Telefon. „Und meine Blusen kannst du auch gleich alle haben."

Als ich von der Reise wiederkomme, fällt Nenad mir um den Hals. „Gott sei Dank, daß du wieder da bist. Endlich ist hier wieder was los." Nachdem er alle Mitbringsel begutachtet hat, fragt er unvermutet: „Zeig mal, wie sieht es denn aus?"

Ich halte einen Augenblick die Luft an und knöpfe dann mutig meine neue Bluse auf.

„Och, schade daß du keine Brust mehr hast", und dann, als er mein trauriges Gesicht sieht, verständnisvoll: „Ist nicht so schlimm, ich mag dich trotzdem. Hauptsache es tut nicht weh." Und nach einer nachdenklichen Pause. „Sag mal, was haben die denn mit deiner Brust eigentlich gemacht?" Ich schlucke.

„Na ja, sicher beerdigt", erklärt er es sich selbst. Dann verunsichert mit einem Blick auf mich. „Aber ohne dich dran geht ja gar nicht."

Die Einmischung

Gestern abend ist Frau Teichmann gestorben. Lautlos, fast beiläufig.

Ich frage Schwester Sigrid, ob die Familie bei ihr war.

„Nein, die waren nachmittags da, und dann sind sie nicht noch einmal gekommen."

„Warum nicht?"

„Der Mann meinte, daß man ja nun nicht mehr mit ihr reden kann, und dann wollten sie lieber heute früh kommen."

„Ihr hattet aber doch gesagt, daß sie bald sterben wird."

„Ja, klar, aber die wollten nicht. Wenn du mich fragst, ich kann den Mann nicht ausstehen. Ich habe nicht einmal gesehen, daß er seine Frau mal in den Arm genommen hätte."

„Leider habe ich den gleichen Eindruck von ihm."

„Ich glaube, der ist froh, daß er das jetzt hinter sich gebracht hat."

„Da hast du wohl recht."

Etwas später kommen die Eltern und der Mann. Der Mann ist ein kühler, gutaussehender Typ, beherrscht, ganz Geschäftsmann.

Ich versuche, mit ihm zu sprechen, weil ich wissen möchte, wie es dem Sohn geht.

„Wird Ihr Sohn mit zur Beerdigung gehen?“

Als Antwort bekomme ich ein spontanes „Nein“.

„Warum nicht? Das könnte ihn traurig machen.“

„Er weiß doch, daß seine Mutter gestorben ist?“

„Bis jetzt noch nicht!“

„Wollen Sie es ihm nicht sagen?“

„Ja, irgendwann schon.“

Ich denke einen Augenblick: Wie müssen sich denn die Erwachsenen verhalten, um einem 10jährigen Kind den Tod der Mutter zu verschweigen, deren Leiden es lange Zeit miterlebt hat.

„Er möchte vielleicht von seiner Mutter Abschied nehmen, wollen Sie ihn nicht fragen?“

Die Vorstellung, was sich jetzt in der Familie abspielen wird, deprimiert mich. Von Frau Teichmann wußte ich, daß sie ihre Mutter nicht für fähig hielt, ihren Sohn gut zu versorgen, vor allem nicht, ihn zu erziehen. Der Vater ist offenbar viel unterwegs und immer sehr distanziert.

Ich mache einen letzten Versuch, mich in das Schicksal des Sohnes einzumischen. Dabei fiel mir Nena ein, eine erfahrene Kindertherapeutin, die mit großem Erfolg Kinder mit traumatischen Erlebnissen behandelt hat. Wichtig ist bei ihr Körperarbeit, und das gefällt mir, weil es oft die Verkrampfungen der Kinder löst, die durch monatelange psychische Anspannungen entstanden sind.

„Ich möchte Ihnen noch einen Vorschlag machen: Falls Ihr Sohn mit dem Tod der Mutter schlecht fertig wird, könnte ich Ihnen eine Kindertherapeutin vermitteln. Sie müßten mich dann einmal anrufen.“

Das knappe und kühle „Ja“ war wohl eher ein klares „Nein“. Ich habe nicht das Gefühl, daß er meinen Vorschlag auch nur in Erwägung ziehen wird. Er wird sich nicht melden, und der Sohn wird keine Schwierigkeiten machen. Schließlich wird es ihm materiell an nichts fehlen.

Das Trauerkleid

Ein strahlender Sommermorgen. Baiserartige Wolkengebilde kleben am Himmel hinter der Backsteinfassade der Fabrik am Westufer. Bei jeder Jahreszeit, bei jeder Beleuchtung ist dieses Stück Berliner Industrielandschaft für mich neu und aufregend. Ich sehe oft schon die Bilder, die ich davon malen werde in der Phantasie. Heute erscheint mir alles besonders glänzend poliert und extra für mich drapiert.

Ich bin fröhlichster Laune. Am Abend werde ich eine Ausstellungseröffnung besuchen und mit Freunden essen gehen. Es tut gut, den Kreislauf von Krankenhaus, Selbsthilfegruppen, Schwesternfortbildung, Schreibtischarbeit und täglichem Haushaltskram zu unterbrechen. Aufzuladen mit anderen Wirklichkeiten. Nachdem ich zum wiederholten Male in diesem Jahr die Frage nach meiner Parkerlaubnis bejaht habe, jogge ich zum Krankenhausgebäude rüber. Beim Überholen einer jungen, modisch gekleideten Frau werde ich von ihr angesprochen:

„Hallo, Frau Schnurre. Sie kennen aber auch niemanden mehr."

Ich stutze. „Nein", sage ich erstaunt.

„Doch", sagt sie lachend, „ich bin's wirklich."

Langsam taucht hinter dieser fröhlichen Frau das Bild der Patientin Howe auf. Wir lernten uns vor zwei Jahren kennen. Bei einer Stationsbesprechung fiel mir ihre Diagnose auf. Mamma-Ca. mit folgender Strahlentherapie. Alter: 42 Jahre. Sie ist so unauffällig, daß allen entgeht, wie sehr Frau Howe leidet, wie groß ihre Angst vor der Krankheit, der Bestrahlung und vor allem vor dem Leben ist.

Apathisch, ergeben läßt sie alles über sich ergehen. „Alles" – das ist eine Brustamputation nach der Diagnose „Krebs".

Erst nachdem ihr Mann vor acht Wochen gestorben ist, findet sie endlich Zeit, sich um den schon länger gefühlten Knoten zu kümmern, erzählt sie. Auf keinen Fall hatte sie damit ihn behelligen wollen. Er war 25 Jahre älter gewesen, vital, tonangebend. Der Mittelpunkt der Familie. Es sind zwei ältere Kinder da und ein Nachkömmling von acht Jahren. Frau Howe scheint das vierte Kind gewesen zu sein. Sie ist von ihrem Mann in totaler Abhängigkeit gehalten worden. Was ein Scheckbuch ist, weiß sie nur vom Hörensagen, wieviel er verdient hat, erfährt sie erst jetzt nach seinem Tod. Ihr Freundeskreis bestand aus seinen Kollegen im Rentenalter. Jetzt haben sie sich zurückgezogen, und Frau Howe lebt in totaler Isolation, nur auf die Kinder fixiert.

Sie will so schnell als möglich nach Hause, Chaos in der Wohnung befürchtend. Auf meinen Einwand, die älteren Kinder seien doch schon 18- und 21jährig, sagt sie: „Ja, aber die Kleine muß doch jeden Tag angezogen, zur Schule gebracht und wieder abgeholt werden, und außerdem mache ich immer für alle Frühstück, presse Saft und schneide die Brötchen auf."

Ihre Unruhe ist so groß, daß sie frühzeitig einen Sonntagsurlaub bekommt und ihre Bestrahlung von Anfang an ambulant durchgeführt wird.

Drei Wochen vergehen, als ich eines Tages in den Kobaltkeller gerufen werde. Frau Howe liegt auf der Liege im Arztzimmer, hält sich den Kopf und stammelt, als sie mich sieht:

„Warum habe ich Trauerkleider an, ist mein Mann tot?"

Ich bejahe ihre Frage, nehme sie in den Arm, als sie anfängt zu weinen, und trete dabei unauffällig gegen das Schienbein eines jungen Arztes, der etwas von „simulieren" murmelt. Nach Untersuchung und Röntgenaufnahme können wir Frau Howe davon überzeugen, daß es für sie besser ist, im Krankenhaus zu bleiben.

Ich übernehme die Telefonate mit den Kindern und bespreche, als sie kommen, den genauen Haushaltsplan mit ihnen. Es tut den beiden Großen gut, gefordert zu werden, und die Mutter spürt, daß sie sich hier für einige Zeit in Ruhe wird pflegen lassen können, ohne daß es in ihrem Hause drunter und drüber geht.

Wir arbeiten jetzt täglich miteinander, Frau Howe nimmt ihre Vergangenheit in die Hand, als sei sie eine Glaskugel, dreht sie nach allen Seiten, betrachtet sie genau. Zum erstenmal hört jemand *ihr* zu, sie beginnt, über ihre Angst zu reden, ihre Einsamkeit, ihre Sehnsüchte und unerfüllten Wünsche. Langsam tastet sie sich an die Zukunft heran. Wir entwerfen neue Verhaltensmuster (z. B. ihren Kindern gegenüber), üben ungewohnte Situationen im Rollenspiel (z. B. im Möbelgeschäft bei Rückgabe des nun nicht mehr gebrauchten, neuen Doppelschlafzimmers) und machen Phantasiereisen.

Am Wochenende bekommt Frau Howe Urlaub und kommt ganz fröhlich zurück: Die Kinder haben den Haushalt prima organisiert, und über Kleinigkeiten muß sie nicht mehr so viel mäkeln.

Eines Tages überfällt sie mich mit der Frage, ob ich ihr raten würde, ihre Trauerkleidung abzulegen. Als Antwort stelle ich einen Stuhl vor sie hin, lege ihren Mantel darauf und sage: „Vielleicht könnten Sie das selbst herausfinden. Dort auf dem Stuhl liegt Ihre Trauerkleidung. Sie können mit ihr sprechen. Schließen Sie die Augen, und überlassen Sie sich Ihrem Gefühl." Sie konzentriert sich eine Weile und sagt dann ganz leise: „Trauerkleidung, warum muß ich dich dauernd tragen? Ich kann Schwarz nicht leiden, ich hab' diese Farbe schon immer gehaßt. Schon als Kind, als meine Mutter jahrelang in Schwarz herumlief, obwohl sie meinen Vater gar nicht mochte. Nur weil es in unserem Dorf üblich war. Weil die Nachbarn sonst geredet hätten. Ich will nicht sein wie sie. Mir ist ganz kalt, wenn ich dich anziehen muß. Du beengst mich. Du bist ein Panzer."

Sie weint. Ich warte. Dann: „Können Sie jetzt mit der Stimme des schwarzen Kleides sprechen? Gehen Sie bitte hinüber auf den anderen Stuhl, und seien Sie das schwarze Kleid."

Sie wechselt den Platz und sagt:

„Ich will aber, daß du mich trägst, jeden Tag, ich bin deine zweite Haut, ich wachse in dich rein. Du kriegst mich nicht mehr runter. Ich muß dich erinnern an deinen guten Mann, der dir das Leben so schön gemacht hat. Jetzt ist er tot. Die Leute müssen wissen, daß du eine Witwe bist, damit keiner dich ansprechen kann. Es ist Sünde, wenn es dir gutgeht. Ich bin da und werde dich immer an ihn erinnern."

Ihre Stimme wird hart, sie sieht streng aus. Wir machen wieder einen Rollentausch, und sie antwortet:

„Du mußt mich nicht mehr daran erinnern, ich weiß selbst,

daß er tot ist. Ich bin traurig, daß ich allein bin, ich weiß nicht, wie es weitergehen soll."

Ihre Stimme ist zaghaft und klein, sie sitzt sehr verlassen auf ihrem Stuhl. Plötzlich ballt sie ihre Hände und schreit fast: „Aber er hat Schuld, daß ich nicht weiß, wie es weitergehen soll. Ich kenn' mich nicht aus im Alltag. Alles hat Georg mir abgenommen, als sei ich zu kostbar fürs Leben. In Watte hat er mich gepackt, bis ich fast erstickt bin."

Sie faßt sich an den Hals und würgt.

Dann mit entschlossener Stimme:

„Nein, nein, ich trage kein Schwarz mehr, ich will es nicht mehr sehn. Ich will endlich die Kleider kaufen, die mir gefallen, die Frisur tragen, die ich mag. Meine Kinder sollen eine fröhliche Mutter haben." Dann fängt sie an zu weinen. „Ich hab' so große Angst vor der leeren Wohnung. Aber ich bin auch so erleichtert, auf einmal ...", sagt sie erstaunt.

Ich lasse sie lange weinen und frage dann: „Was möchten Sie dem Kleid noch sagen oder mit ihm machen?"

Sie steht auf, legt ihren Mantel zusammen, streicht kurz über ihn hin und sagt:

„Danke, Kleid, daß du meine Erinnerung wachgehalten hast, aber ich brauche dich nicht mehr. Ich bin traurig, aber es ist *meine* Trauer."

Dann packt sie den Mantel in den Schrank und macht hörbar die Tür zu.

Wir sind beide sehr erschöpft.

Schwester Marion

„Schwester Marion, gut, daß ich Sie treffe. Frau Hildebrand erzählte mir neulich etwas, was ich einmal mit Ihnen besprechen möchte. Sie sollen gesagt haben, daß ich ja doch nur mit den Patienten rede und mich dafür auch noch bezahlen lasse. Sie wissen, daß Frau Hildebrand sehr viel an diesen Gesprächen liegt, und da sie das Gefühl hatte, daß Sie etwas dagegen haben, belastet sie das."

„Nein, das habe ich keinesfalls gesagt. Ja, ich entsinne mich, wir hatten ein Gespräch. Das ist aber schon mindestens zwei Wochen her. Da waren Sie bei Frau Hildebrand, und als ich kurz danach reinkam, weinte sie."

„Und daraus schlossen Sie, daß das für Frau Hildebrand nicht gut ist."

„Na ja, nicht so. Aber sie hat dann gesagt, daß ihr das Reden so guttut, ihr Mann dagegen würde ihr immer nur was in den Mund stopfen. Und da mußte ich nun wirklich mal was dazu sagen. Sie müssen wissen, daß ihr Mann den ganzen Tag arbeitet, dann den Haushalt und die Wäsche macht und dann noch ins Krankenhaus kommt und das schon so lange. Und da kann man doch wirklich nicht verlangen, daß er dann noch die Nerven hat, ständig mit ihr zu reden. An dem Tag war das so, daß er Johannisbeeren im Garten gepflückt hatte und da wollte er natürlich seiner Frau etwas zu kosten geben. Die wollte aber nicht essen. Ist ja verständlich, daß er da unwirsch war. Sie haben den ganzen Tag Zeit, mit den Patienten zu reden."

In dem Moment bin ich überhaupt nicht in der Laune, mich weiter mit ihr zu unterhalten.

„Das nächste Mal sprechen Sie bitte mit mir, bevor Sie sich in meine Arbeit einmischen."

Ich ließ sie stehen und ging durch den Garten auf eine andere Station. Das Wetter war schön, und ich setzte mich auf die Gartenbank, um darüber nachzudenken, was da eben abgelaufen ist.

Frau Hildebrand ist vierzig Jahre alt, hat einen Ovarialtumor und eine sehr schlechte Prognose. Sie wird nie wieder nach Hause gehen können. Ihr Mann weiß das. Er muß viel arbeiten, wie er immer wieder versichert. Ich überlege. Muß er das wirklich? Er hat bisher keinen Versuch gemacht, die Arbeit einzuschränken. Ich weiß nicht, welcher Anlaß denn mehr als dieser dazu auffordern würde. Manchmal arbeitet man ja besonders viel, um sich bestimmten Situationen zu entziehen. Ich kenne eine ganze Anzahl Väter, die lieber am Schreibtisch sitzen, als sich dem Geplärr ihrer kleinen Kinder auszusetzen, sich aber gern für ihre viele Arbeit bedauern lassen. Ging es mir nicht selbst manchmal so?

Frau Hildebrand wünscht sich mehr Nähe zu ihrem Mann. Ich habe sie einmal gefragt, ob sie denn mit ihrem Mann darüber redet, was das für sie bedeutet, Monat für Monat mit Schmerzen im Krankenhaus zu liegen. Sie hat „nein" gesagt. Tatsächlich schwankt sie immer zwischen der Wut darüber, daß er sich ihren Gedanken und Gefühlen entzieht, und einer überschwenglichen Dankbarkeit, daß er sich überhaupt um sie kümmert und ins Krankenhaus kommt. Es gibt kaum noch Offenheit und Ehrlichkeit in dieser Beziehung.

Leider verbessern die unmenschlichen Belastungen dieser Krankheit eingefahrene Beziehungen nur selten.

Meistens verstärken sich nur die Negativfaktoren. Die Schwestern wiederum, die selbst mit der Dreifachbelastung von Beruf, Familie und Haushalt zu kämpfen haben, honorieren das bei einem Mann, der das eine Zeitlang durchhalten muß, ungleich mehr als bei einer Frau in derselben Situation. Für mich ist das oft ganz unverständlich, entspricht aber wohl dem tief verwurzelten Verständnis von Leistung, Aufopferung und Belohnung in unserer Gesellschaft.

Ich kenne das alles

Herr Lauterbach hat heute angerufen, gefragt, ob ich ihm böse sei. „Habe ich denn Grund dazu?" frage ich zurück.

„Sie haben sich immer so lieb um mich gekümmert, und ich habe so lange gar nichts mehr von mir hören lassen", sagt er bedrückt. „Ich muß Sie sprechen, aber nicht im Krankenhaus, bitte." Seine Stimme klingt drängend.

Ich fahre langsam die Potsdamer Straße entlang, suche die Kneipe, in der wir verabredet sind. Es ist früh am Morgen, die Kneipen, Bars, Stehpinten geschlossen, die Rolläden heruntergelassen. Ein Hund schnuppert an einer Plastiktüte, ein Wasserfahrzeug braust die Abfälle der Nacht vom Bürgersteig. Ein

Mann in einem grauen Kittel stellt Blumenkübel vor die Ladentür. Ihn frage ich nach der Kneipe. Prüfend schaut er mich an. „Da wolln Se jetz hin? Ick weeß nich ..." Er wedelt vage in die entgegengesetzte Richtung. „Dat jrüne Haus da an de nächste Ecke." Ich muß mich erst an das Dämmerlicht gewöhnen nach dem hellen Morgen da draußen, bis ich eine Gestalt an der hinteren Ecke wahrnehme. Herr Lauterbach erhebt sich, streckt mir die Hand hin. Sein kreidiges Gesicht schwebt als heller Fleck über dem karierten Jackett mit ordentlich gebundener Krawatte. Sein Kopf, fast kahl, scheint mir kleiner geworden zu sein, seitdem wir uns das letztemal sahen. Er lächelt mich abwesend an. Seine Augen glänzen. Ich erschrecke, hoffe, er bemerkt es nicht.

„Ich sehe schlecht aus, ich weiß", kommt er mir zuvor. „Sie brauchen mir gar nichts zu sagen." Er hilft mir aus dem Mantel, und ich habe Zeit, mich zu sammeln. Dann bestelle ich einen Tee und warte. Herr Lauterbach schaut mich traurig an und sagt: „Ich komme nicht mehr ins Krankenhaus, ich kann es nicht mehr ertragen. Nächtelang träume ich davon. Mir wird schon schlecht, wenn ich durchs Tor fahre. Ich kann keine weißen Kittel mehr sehen, keine Spritze, kein Krankenhausbett. Dieses eingeschränkte Leben ist unerträglich. Mein Freund, er weist mit dem Ellenbogen zur Theke, ist Koch. Er kocht mir die schönsten Gerichte, aber ich kann sie nicht mehr essen, nicht mal riechen. Ich bin so schwach, daß ich kaum aus dem Haus gehe. Und es wird schlimmer werden. Nein, der Einsatz lohnt nicht mehr. Ich will versuchen, solange ich es kann, ohne Medikamente zu leben, und dann" – er macht eine vage Handbewegung – „wir werden sehen."

Wie gut ich das alles kenne, was er da sagt, denke ich. Mein sensibilisierter Geruchssinn machte mir die größten Schwierigkeiten in den Monaten der Therapie. Sonst nahm ich Gerüche wahr als das, was sie sind. Eine Zusammensetzung aus vielen verschiedenen Komponenten. Nun aber trennte meine empfindliche Nase und stellte Geruch neben Geruch. Ich litt Qualen, wenn eine Schwester besonders stark duftende Seife benutzte. Ich unterschied einzelne Parfüms, Deos, Haarsprays. Ich wußte, wann ein Pulli nicht gewechselt war, ob ein Arzt aus dem Raucherzimmer kam, ich litt unter dem Papiergeruch aus Wolfs Zimmer, unter der Druckerschwärze der Zeitungen. Ich konnte unterscheiden, ob meine Freundin Tomatensuppe gekocht, ob sie Fleisch angebraten hatte. Die Nase war mein ärgster Feind. Ich konnte Herrn Lauterbach sehr gut verstehen. Er sah mich aufmerksam an. „Sie kennen das doch alles. Können Sie meinem Freund erklären, warum ich die Therapie nicht mehr machen will." Wir haben dann zu dritt noch lange in dieser Plastikbar gesessen.

Ich begriff an diesem Vormittag, daß das einzige, was ich für Herrn Lauterbach tun konnte, war, ihm zu zeigen, daß ich seine Entscheidungen ohne Vorbehalte akzeptierte.

Als ich dann im Auto saß und gerade abfahren wollte, kam Herr Lauterbach noch einmal zurück, beugte sich durchs Seitenfenster zu mir herunter, murmelte „Danke" und küßte mich ganz zart auf die Wange. Tränenblind fuhr ich los.

Vier Monate später bekam ich die Todesanzeige.

Die Chance

„Hallo, Renate!"

Gabi steckt ihren Kopf durch die Tür. Sie kommt wie gerufen.

„Komm mal, ich muß mit dir reden. Ich glaube, ich habe in den letzten Tagen eine Menge Fehler gemacht. Du kennst doch Frau Wehner, die Bronchial-Ca. hat und deren Kinder immer auf der Station 7 B sind. Vorgestern hatte ich ein ziemlich aufregendes Gespräch mit ihr. Sie ist so intelligent und außerdem eine wirklich großzügige und warmherzige Frau. Ich mag sie sehr gern. Sie hat auch immer noch einen Scherz oder ein bißchen Ironie auf Lager – und das in ihrer verzweifelten Situation. Überhaupt, diese Bronchial-Patienten sind für mich die Bedauernswertesten, wenn ich bedenke, so langsam bleibt die Luft weg ..."

„Ja, und was war nun mit ihr?"

„Sie hat neulich ganz rigoros gefordert, daß wir ihr etwas geben, damit sie stirbt. Sie sagte, wenn wir ihr nicht helfen können, müssen wir ihr wenigstens helfen zu sterben. Ich verstand sie sehr gut und habe mich deshalb auf eine Diskussion darüber eingelassen. Sie meint, Hackethal hat das auch gemacht."

„Eigentlich ist diese Forderung doch nichts Neues für uns, sie kommt doch immer mal wieder vor ..."

„Ja, aber sie war ganz rigoros. Wir sprachen dann über den Fall Hackethal und über den Unterschied zwischen Mord und Beihilfe zum Selbstmord. Ich weiß nicht, warum ich nicht mitgekriegt habe, wie das enden muß."

„Was hat sie dann gesagt?"

„Dann machen Sie eben Beihilfe zum Selbstmord. Ich will ja nicht mehr, als daß ich die Medikamente in ausreichender Menge bekomme."

„Hm."

„Und die Kinder sind auf mich eingedrungen. Sie lieben ihre Mutter wirklich. Man könne sie doch nicht so quälen, wo sie immer eine so souveräne Frau gewesen sei. Ihr Wunsch sei ganz bewußt usw. ..."

„Was hast du weiter gemacht?"

„Ich habe mit der Ärztin gesprochen. Mir war schon klar, daß das ganz unmöglich war, ihr da helfen zu wollen. Nur hatte ich durch mein Eingehen darauf alles noch schlimmer gemacht. Es ist ja auch tatsächlich nicht gerecht, den Ärzten ohne weiteres zuzumuten, wenn sie das ‚A' der ärztlichen Behandlung sagen, Ihnen auch das ‚B' der Sterbehilfe zuzuschieben. Die Ärztin sagte auch: ‚Warum sollen ausgerechnet wir die Kranken umbringen, wo wir uns doch schließlich lange genug um ihr Überleben bemüht haben. Soll das doch eine neutrale Kommission machen.'"

„Jetzt hast du sicher Probleme, zu ihr zu gehen?"

„Ja, sie hatte extra nicht die Ärzte danach gefragt, sondern mich. Das liegt aber nicht in meiner Kompetenz, und so hätte ich mich am besten da rausgehalten. Ich wollte mich nicht drücken, und so war ich gestern wieder da."

„Wie hat sie reagiert?"

„Sie war enttäuscht, und die Kinder waren es auch. Ich habe mich wirklich ziemlich mies gefühlt."

„Und heute?"

„Haben sie ihr eine Nasensonde gelegt, damit sie mehr Sauerstoff bekommt. Sie bekommt jetzt wohl auch andere Medikamente. Jedenfalls hat sie nicht gelitten. Ich will weiterhin immer hingehen, damit sie sich nicht abgeschrieben fühlt. Wir hatten das auch so ausgemacht."

Zwanzig Tage später nahm ich das Gespräch mit Gabi noch einmal auf.

„Frau Wehner ist heute gestorben."

„Ich hatte mich schon gewundert, daß du nicht mehr über sie gesprochen hast. Jetzt ist ihr Leiden wenigstens beendet."

„Ich habe etwas Bemerkenswertes erlebt mit dieser Familie. Du weißt doch noch, wie erregt die Kinder waren, als wir sie nicht haben sterben lassen. Sie sind dann jeden Tag hier gewesen, haben sich abgewechselt, manchmal waren alle gleichzeitig da. Ich habe dann das Gefühl gewonnen, daß dieser langsame Tod der Mutter richtiger war, als wenn sie so schnell gestorben wäre, wie sie eigentlich wollte. Sie haben in diesen Tagen ein ganz intensives Verhältnis zueinander gefunden und eine Offenheit, die ich vorher nicht beobachtet hatte. Ich glaube, ihnen wäre etwas Wesentliches verlorengegangen, wenn der Tod der Mutter schneller eingetreten wäre. Die Kinder schienen das auch als Chance zu begreifen, den Tod der Mutter bewußt zu erleben. Ich glaube, sie wurden auch gezwungen, über den eigenen Tod nachzudenken. Vielleicht kann man sich damit manchen Umweg im Leben ersparen."

Gespräch in der Kneipe

Ich sitze mit Marina in einer Kneipe und kämpfe mit einem zähen Schnitzel.

„Manchmal bin ich ziemlich sauer."

„Worauf, auf die Arbeit?"

„Sag mal, wie viele Patienten haben wir eigentlich in den letzten sechs Jahren betreut?"

„Na vielleicht siebenhundert oder mehr."

„Stell dir das mal vor, siebenhundert! Die kennen wir alle, sie sind alle mit unserem Schicksal verknüpft ..."

„Kannste das nicht ein bißchen einfacher ausdrücken? – Und darauf bist du sauer?" – „Nee, darauf nich. – Findest du das nicht auch manchmal sinnlos, daß immer nur repariert wird. Menschen werden krank, nach der Ursache wird selten gefragt, dann setzt der große Reparaturbetrieb ein: Operation, Bestrahlung, Chemotherapie. Mich interessiert eigentlich immer, was die Patienten darüber denken, warum sie krank geworden sind."

„Da kommt doch meistens nichts. Die sagen doch immer: Vierzig Jahre nicht krank gewesen, und nun ausgerechnet Krebs."

„Genau. Umwelt, falsche Ernährung, psychischer Streß sind kein Thema. Eines Tages werden sie dann mehr oder weniger lädiert wieder in das ‚normale' Leben entlassen. Mich deprimiert, daß sich die Verhältnisse eher verschlechtern als verbessern. Solidarität mit Schwachen nimmt ab, wenig Aufklärung, wenig Prophylaxe."

„Manchmal nützt einem auch das nichts. Neulich hat die Helga in der Selbsthilfegruppe gesagt, es sei ja doch alles sinnlos. Wir würden immer darüber diskutieren, wie Krebspatienten sich verhalten sollten, um ihre Prognose zu verbessern, beispielsweise die Ernährung – und dann kommt Tschernobyl oder andere Sachen, und wir können unsere ganzen schönen Theorien vergessen."

„Ja, genau. Und wenn jemand psychische Probleme hat, dann kannst du dem auch nicht helfen; jemanden in eine Beratung oder Therapie zu bekommen ist ein Kunststück."

„Ach, wenn der gut zahlen kann, schaffst du das schon."

„Aber nur dann. Manchmal denke ich, man müßte bei den Kindern neu anfangen: Umweltbewußtsein, Gesundheitsbewußtsein, Spaß, Bewegung, keinen Streß – sozusagen als Schulfach."

„... und das alles dann neben dem Siedewasserreaktor. Wenn du das alles machen willst, mußt du aber das ganze Gesundheitssystem auf den Kopf stellen."

„Oder auf die Füße."

„Ist wohl richtiger. Ich würde vorschlagen, du fängst mal bei dir an und bestellst dir das nächste Mal statt des zähen Schnitzels ein Grünkernmüsli."

Die Mutprobe

Eine traurige Eule hockt heute vor meiner Tür. Versteckt hinter der Sonnenbrille, wartet Frau Sander schon seit einer Stunde auf mich. Vor zwei Wochen entlassen, kommt sie nur noch ambulant zur Bestrahlung. „Die ersten Tage zu Hause waren Spitze", erzählt sie. „Mein Freund hatte sich Urlaub genommen, und alles war harmonisch und gut. Aber jetzt, jetzt ist es anders geworden." Tränen sammeln sich unter der Brille. „Was", bohre ich, „hat sich verändert?"

„Ulli geht wieder zur Arbeit, und ich bleibe liegen. Kaum zieht er die Tür ins Schloß, beginnt sich in meinem Kopf ein Karussell zu drehen. Ich fass' meine Brust an, kann nicht glauben, daß nichts mehr da ist, daß ich Krebs habe. Angst steigt hoch, ich bin unfähig, mich zu rühren, bleibe bis mittags im Bett. Tausend Dinge fallen mir ein, die ich nicht mehr tun kann. Ich fühle mich so schwach und nutzlos. Im Krankenhaus war das alles noch ganz anders. Trotz Operation und Bestrahlung fühlte ich mich ganz wohl. So viele Leute kümmerten sich um mich, machten mir Mut. Ich war geborgen in einem Nest. Und ich wollte überleben. Aber da draußen", sie macht eine müde Handbewegung, „da draußen sieht alles ganz anders aus. Die großen Sachen, die packe ich. Die Kleinigkeiten sind es, die mich zermürben. Auf Schritt und Tritt kommen Erinnerungen hoch aus alter Zeit. Meine ausgeschnittenen Sommerkleider habe ich schon alle weggehängt und meine durchsichtigen Nachthemden. Mein Jogginganzug erinnert mich daran, daß ich mich im Sportverein abmelden muß, und Fotos aus den Ferientagen bringen mich zum Weinen, weil ich weiß, daß ich nun nie mehr mit meinen Freunden in die Sauna gehen kann und zum FKK-Strand. – Na ja, das ist nun alles passé für mich", sagt Frau Sander und schluchzt. „Ich muß mir mein Leben neu einrichten."

Ja, denke ich, das kenn' ich.

Mittagsglut senkt sich auf den Garten. Die Zikaden verstummen, die blauen Disteln erstarren mitten im Leuchten. Ich höre Pans Flöte, endlich ganz nah. Meine erste Reise, seit unserer Trennung, allein. In einer Kuhle liegend, schaue ich den Schiffen nach, bis sie hinter dem Horizont wegtauchen. Sandkörnchen rinnen durch meine Finger, reiben sich sanft an meinem Rücken und bilden Inseln auf meinem Bein.

„Marina, Marina, komm ins Wasser, komm schwimmen, es ist herrlich." Eine Fremde bin ich unter den fröhlichen Nackten. Der Badeanzug mit der eingenähten Prothese, schwarz, hochgeschlossen – mein Panzer. Ich werfe ihn ab. Zum erstenmal seit Kindertagen gehe ich nackt baden. Laue Seide auf meiner Haut belohnt meinen Mut. Ein Junge steht vor mir, als ich aus dem Wasser komme. „Oh, was hast du denn da?" Ich hole tief Luft.

„Haben sie dir die Brust abgeschnitten?"

„Ja."

„Warum?"

„Ich hatte eine schlimme Krankheit."

„Gab's keine Tabletten?"

„Haben nicht geholfen."

„Sonst gab's gar nichts?"

„Nein."

„Was wär' denn passiert?"

„Ich wäre gestorben."

„Na", er stemmt seine Arme in die Hüften und nickt: „Dann ist es ja sehr vernünftig, daß du das hast machen lassen."

Tommy und ich waren in diesen Ferien unzertrennlich.

Aberglaube

Ich bin auf dem Weg zu Herrn Arnold. Die Schwestern hatten sich über seine Aggressivität beklagt.

Frau Arnold kommt weiterhin Tag für Tag, verbissen, sie vermehrt noch die Probleme. Andererseits verstehe ich sie. Es ist wohl zu schwierig, in einer solchen Situation die Einstellung zu ändern. Auch fühlt man sich subjektiv erleichtert, wenn man die Besuche regelmäßig durchhält, als wenn man bei Überforderung wegbliebe.

Herr Arnold hatte nicht damit gerechnet, daß es ihm so schlechtgehen könnte.

Nach kurzem Anklopfen öffne ich geräuschlos die Tür. Er liegt seit längerer Zeit in einem Einzelzimmer.

So wie heute eröffnet er oft das Gespräch.

„Sie wollten gestern kommen."

Diesmal konnte ich mich nicht erinnern, das versprochen zu haben. Aber vielleicht hatte er das gehofft.

„Soll das heißen, daß Sie mich jetzt nicht sehen wollen?"

„Das soll nur heißen, daß ich Sie gestern dringend gebraucht hätte."

„Aber Herr Arnold, wenn Sie mich dringend brauchen, dann rufen Sie mich doch an."

Er braucht den Widerspruch oft mehr als Anteilnahme, weil er sich dann lebendiger fühlt, weniger krank.

Er starrt eine Weile zur Decke. Ich sage nichts. Es ist still im Zimmer. Dann sieht er mich von oben bis unten an.

„Was haben Sie denn heute wieder für Strümpfe an!"

„Na rote, wie oft. Aber interessieren Sie sich jetzt für meine Strümpfe, oder steckt etwas anderes dahinter?"

„Aha, die Psychologin", meint er spöttisch.

„Interessieren sich denn andere Patienten auch dafür?"

„Wofür?"

„Na, wie Sie aussehen."

„Ja, manchmal. Manchmal interessieren sie sich auch dafür, wie es mir geht."

„Hm. Interessiert mich ja auch manchmal. Ich habe mich in

letzter Zeit ein bißchen gehenlassen. War wohl nicht so lustig für Sie?"

„Ist auch nicht meine Erwartung, obwohl mir nette Patienten auch ganz lieb sind. Im Grunde ist es mir aber lieber, wenn Sie sich auch nach außen so verhalten, wie es innen bei Ihnen aussieht. Nur die Ärzte sind etwas deprimiert, daß Sie so negativ auf ihre Bemühungen reagieren."

Bis jetzt stand ich immer noch an seinem Bettende.

„Ach kommen Sie doch mal her, setzen Sie sich zu mir, ich bin das doch so gewohnt."

Ich lächle und setze mich.

„Ich habe alles satt, fühle mich nicht mehr als Mensch. Glauben Sie denn wirklich, daß es mir einmal wieder gutgehen könnte?"

„Wir haben schon oft darüber gesprochen. Ich glaube es wirklich."

Er rückt etwas näher zu mir, seine Stimme wird leiser, obwohl uns niemand hören kann.

„Wissen Sie, ich habe jetzt zum erstenmal auch ein bißchen das Gefühl, daß das noch was werden könnte mit mir. Ich kann noch gar nicht darüber sprechen, es ist so ein Aberglaube. Wenn man es ausspricht, dann ist es nicht mehr wahr, es verfliegt. Kennen Sie das auch, daß man manches nicht aussprechen darf, damit es nicht für immer verschwindet?"

„Ja, das kenne ich sehr gut, und im übrigen gibt es das in fast allen Märchen."

„Heißt das, daß ich jetzt der Märchenonkel bin?"

„Und wenn? Märchen sind im Kern manchmal wahr und schön."

Er lächelt, nimmt meine Hand. Ich fahre ihm mit dem Zeigefinger leicht über die Stirn, ein besonderes Ritual, aber er liebt es. Wir reden ruhig miteinander.

Beim Rausgehen denke ich: Wie lange wird das Ritual noch nutzen, warum kann das mit dem Gesundwerden nicht schneller gehen?

Die Perle

Es klopft leise an unsere Tür, und ehe ich „Herein“ sagen kann, wird sie schon einen Spaltbreit geöffnet. Ein Blumenstrauß schiebt sich durch, eine Hand, ein Arm, und dann steht die ganze dazugehörende Person mit strahlendem Lachen im Zimmer. Herr Ostermann in seiner imposanten Fülle.

„Da staunen Sie, nicht wahr. Wissen Sie denn nicht, was heute für ein Tag ist?“

Ich bin leicht irritiert, suche in meinem Gedächtnis.

„O Gott, habe ich etwa schon wieder einen wichtigen Termin vergessen?“

„Na ja, für Sie ist der nicht von so großer Bedeutung, aber für mich schon. Bin nur froh, daß ich Sie angetroffen habe. Wir müssen heute feiern. Körbe nehme ich diesmal einfach nicht entgegen. Ich lade Sie ein. Italienisch. Auch Sie müssen ja mal was essen. Ihr Sohn wird heute sein Mittagessen selber kochen. Keine Widerrede, wir gehen jetzt aus. Heute genau auf den Tag bin ich nämlich entlassen worden.“ Er wirbelt mich im Zimmer herum.

„Das allerdings ist ein Grund zum Feiern, finde ich auch.“

Wir haben unseren Kaffee noch nicht zu Ende getrunken, da zieht Herr Ostermann ein flaches Päckchen aus der Tasche: „Für Sie.“

Ach wie lieb, denke ich leicht verlegen. Er hat mich oft mit meiner Vorliebe für Parfüms aufgezogen, und daß er nun für Nachschub sorgt, rührt mich. Unter seinen aufmerksamen Blicken öffne ich das kunstvoll verpackte Geschenk.

Eine Hitzewelle steigt mir ins Gesicht. In einem bemalten Holzkästchen, auf rosa Watte gebettet, schimmert mir eine Perle an einem Goldkettchen entgegen. Er muß meine Abwehr gespürt haben und sagt sehr ernst werdend.

„Liebe Frau Schnurre, liebe Marina, bitte hören Sie mir erst zu, bevor Sie was sagen. Als ich vor sechs Jahren nach langer Odyssee endlich in Ihr Krankenhaus kam, gab kein Mensch mehr einen Pfifferling für mich. Alle hatten mich aufgegeben, ich auch. Tagelang lag ich starr vor Angst im Bett, konnte nicht aufstehen, nicht essen, nicht reden. Die Schwestern fütterten mich, schoben mich zum Waschbecken, brachten mich aufs Klo. Ich konnte immer nur einen Satz denken: „Jetzt mußt du sterben." Die ersten Worte, die ich nach Wochen der Erstarrung wirklich hörte, waren: „Ich habe auch Krebs gehabt! Das sagten Sie, und dabei sahen Sie so lebendig und fröhlich aus, daß meine Hoffnungslosigkeit einen Riß bekam. Es hat ja viel Arbeit und Mühe erfordert, bis ich bereit war, über meine Ängste und Schwierigkeiten zu sprechen, ja, sie überhaupt wahrzunehmen. Wer hätte denn gedacht, daß ich meine jahrzehntelang vergrabene Leidenschaft zum Saxophon wieder belebe, wer hätte mir zugetraut, daß ich neue Freunde finde und mit ihnen Musik mache."

Er legte seinen Finger kurz auf meine Lippen.

„Nein, nein, ich bin noch nicht fertig. Ich mußte das einmal sagen. Sie haben mit viel Geduld den Eispanzer meiner Angst aufgebrochen und mir neue Wege gezeigt. Dafür darf, ja muß man sich bedanken. Sonst", er lacht, „schluck' ich doch den Frust wieder runter und werde krank; und das wollen Sie doch nicht. Es ist auch keine Bestechung, ich bin ja kein Patient mehr bei Ihnen."

„So", sagt er und atmet tief aus: „Det war das Wort zum Sonntag. Und nun könnten wir doch noch ein Eis essen. Oder?"

Ich muß plötzlich an ein Gespräch denken, das wir beide an einem Sommertag geführt haben.

Am Vortag waren wir noch durch den Park geschlendert, hatten Eis gegessen, auf der Bank unter den Birken gesessen, die Spatzen mit Brotkrümeln gefüttert und über die baldige Entlassung von Herrn Ostermann gesprochen. Er lebt mit seiner Mutter und einer gelähmten Tante zusammen. Ganz kurz, in einem Nebensatz, erwähnt er zum erstenmal seinen Vater, der vor zehn Jahren gestorben ist. Als ich darauf eingehen will, steht er abrupt auf, pflückt eine Rose, heftet sie mir ans Kleid und wechselt geschickt das Thema.

Am nächsten Tag ist von der fröhlichen Stimmung nichts mehr übriggeblieben. Herr Ostermann liegt im Bett, hat seine Augen geschlossen, wirkt abweisend.

„Hallo", sage ich leise. Er dreht sein Gesicht zur Wand.

„Soll ich lieber morgen wiederkommen?" – „Nein, nein", murmelt er, „bitte bleiben Sie, ich bin nur so matt." – „Sie fühlen sich müde heute?" – „Ja, todmüde und so komisch. Es ist eine Art Unbehagen." – „Können Sie mir Ihr Unbehagen beschreiben?"

„Ist wie ein Druck, ein Druck im Körper." – „Zeigen Sie mir, wo der Druck im Körper sitzt." Er legt seine Hände auf den Oberbauch. „Da, da sitzt der Druck. Es tut weh."

Ich setze mich neben sein Bett, berühre zart seinen Bauch und sage: „Es tut weh, ein Stein liegt auf meinem Bauch."

„Ja, ein Felsblock."

„Was will der Felsblock wegdrücken?"

Er stöhnt.

„Was will der Felsblock nicht rauslassen?"

„Meine Wut."

„Gegen was richtet sich die Wut, was fällt Ihnen dazu ein?"

Er setzt sich aufrecht hin, stützt seinen Kopf in beide Hände und murmelt: „Mein Vater. Ich muß schon seit gestern immerzu an meinen Vater denken."

Ich lege ein Buch auf den Stuhl.

„Da ist Ihr Vater, sagen Sie ihm Ihre Wut."

„Ich würde ihm sagen, daß er mich –"

„Sprechen Sie ihn an. Vater, ich wollte dir schon immer –"

„Papa, ich will dir endlich sagen, wie schrecklich ich mich fühle, wenn ich an dich denke. Immer hast du mich fertiggemacht. Alles hab' ich falsch gemacht. Nichts paßte dir. Wenn ich eine Drei in Mathe hatte, hast du gefragt, warum keine Zwei. Wenn ich in Chemie eine Zwei hatte, hast du gemeint, mit mehr Üben hätte es auch eine Eins werden können. Hab' ich nur den geringsten Fehler gemacht, hast du rumgeschnauzt. Meinen Goti hast du in die Mülltonne geworfen, weil ein Junge nicht mit Kuscheltieren spielt. Hast du mich beim Rauchen erwischt, gab's Prügel. Halb totgeschlagen hast du mich, als ich mit Helga Hand in Hand auf dem Bahnhof stand. Meine Heirat mit Inge hast du hintertrieben, und meine Musik hast du mir kaputtgemacht. Solange ich Herr im Haus bin, wird hier keine Negermusik gemacht, hast du gebrüllt.

Und ich, ich wollte dir immer nur alles recht machen. Alles hab' ich für dich aufgegeben, und trotzdem hat es nie gereicht. Immer hab' ich ein schlechtes Gewissen gehabt, heute noch."

Er schlägt mit seinen Fäusten auf die Bettdecke ein.

„Ich hasse dich deswegen, ich hasse dich, ich will nicht mehr immer nur machen, was du gut findest."

Er schluchzt verzweifelt.

Ich lege ihm die Hand auf die Schulter.

„Sagen Sie Ihrem Vater, was Sie jetzt für sich tun wollen: Vater, ich ..."

Herr Ostermann fällt mir ins Wort.

„Vater, ich entscheide ... Ja, Papa, ich entscheide jetzt für mich. Ich bin erwachsen. Ich will Sachen machen, die ich gut finde, die mir Spaß machen. Ich will leben, so wie ich es will. Du kannst mir nichts mehr befehlen. Ich probiere aus, was ich mag und was mir guttut. Ich werde endlich mein Saxophon vom Boden holen."

Mit einem Seufzer läßt sich Herr Ostermann in die Kissen fallen.

Der Vortrag

Seit über zwei Stunden tobt eine heiße Diskussion, und noch ist kein Ende abzusehen. Warum habe ich nicht wenigstens Marina mitgenommen, da könnte ich hin und wieder abschalten und ihr das Reden überlassen.

Eigentlich sollte das ein ganz normaler Vortrag vor Ärzten und Pflegepersonal in einem Berliner Krankenhaus über die Probleme von Krebspatienten werden.

Trotz der unterschiedlichen Themen, die angesprochen wurden, rankte sich die Diskussion natürlich wieder an der Aufklärung hoch.

Ein Arzt: „Sie machen es sich sehr einfach mit der Schuldzuweisung bei der Aufklärung. Aber wenn ich einem Patienten sagen muß, daß er Krebs hat, so ist das für mich genauso schwierig wie für den Patienten, manchmal vielleicht sogar schwieriger."

„Darauf kann ich nur antworten: Wenn ich die Wahl hätte, die Botschaft zu geben oder zu empfangen, würde ich allerdings immer ersteres vorziehen."

„Das ist zynisch."

„Ich habe das bewußt gesagt. Ich halte das nun einmal für unvergleichbar, sagen zu müssen: ‚Sie haben Krebs' oder dasselbe gesagt zu bekommen. Was ist da zynisch? Ärzte müssen öfter Patienten sagen, daß sie Krebs haben, und sie können sich natürlich nur begrenzt damit identifizieren, wenn sie weiterhin reaktionsfähig bleiben wollen. Für den Patienten hingegen kann das die entscheidendste Botschaft seines Lebens sein. Ich verkenne nicht, daß das auch für den Arzt in jedem Fall sehr belastend ist. Gleichwohl ist das ein Bestandteil des Arztberufes, und auch in anderen Berufen gibt es nicht nur einfach zu bewältigende Situationen."

„Also, ich muß die ganze Aufklärung in Frage stellen. Wer garantiert mir denn, daß der Patient das verkraftet, was ich ihm da sage. Möglicherweise geht er nach Hause und stürzt sich aus dem Fenster."

„Möglich wäre es schon, wahrscheinlich ist es aber nicht. Empirische Untersuchungen haben gezeigt, daß sich Krebspatienten seltener als andere Menschen umbringen. Wie wollen Sie beispielsweise die einschneidenden Therapien begründen?"

„Ich spreche in der Regel zuerst mit den Angehörigen, denn die müssen sich ja unbedingt darauf einstellen, was auf sie zukommt. Da bekomme ich auch wichtige Hinweise darauf, ob es ratsam ist, den Patienten aufzuklären."

„Ich möchte Ihnen ganz persönlich die Frage stellen, ob Sie es akzeptieren würden, wenn andere Personen mehr über Sie wissen als Sie selbst?"

„Eigentlich hatte ich von Ihrem Vortrag erwartet, daß Sie uns einen Anhaltspunkt geben können, wie man aufklären sollte, mit welchem Satz ..."

„Ich muß Sie enttäuschen, diesen standardisierten Satz gibt es nicht. Ideal wäre es, für jeden Patienten die ihm gemäße Form der Aufklärung zu finden."

Noch etwa eine Stunde wird in dieser Art weiterdiskutiert. Beim Gehen treffe ich Dr. Kreft.

„Na, wie fanden Sie das?"

„Es ist immer dasselbe. Ich habe viele Themen angeschnitten, die alle unbeachtet blieben, diskutiert wurde wieder nur über Aufklärung."

„Na ja, das müssen Sie verstehen. Da liegt eben für uns Ärzte der Punkt, an dem wir unsere größten Unzulänglichkeitsgefühle haben."

„Weiß ich, das liegt daran, weil sie in diesem Moment dem Patienten in gewisser Weise ausgeliefert sind. Später ist das meist umgekehrt."

Er blickt mich an, unverständlich und deutlich mißbilligend.

„Das ist nun mal meine Erfahrung: Ich habe bisher keinen Patienten getroffen, der den Arzt für die Diagnose verantwortlich gemacht hat, allenfalls für die Art und Weise, wie er sie ihm vermittelt hat. Verantwortlich gemacht hat er ihn allerdings für bestimmte negative Erlebnisse während seines Krankenhausaufenthaltes. Ich halte deshalb die Angst der Ärzte vor der Aufklärung für übertrieben; es kann doch nicht so schwer sein, sich in die Gefühle eines Patienten zu versetzen, der ..."

„Aber was hatten Sie denn eigentlich von der Diskussion erwartet?"

„Ich bin nach wie vor davon überzeugt, daß man auch ein bißchen lernen kann, sich so zu verhalten, wie sich der Patient einen guten Arzt vorstellt. Aber dafür scheint sich niemand zu interessieren ... nur Gegenwehr."

Dr. Kreft schaut verstohlen auf seine Uhr.

„Na ja, ich werde es trotzdem an anderer Stelle wieder versuchen", sage ich etwas ermattet.

„Rechnen Sie nicht mit schnellen Veränderungen."

„Tu' ich nicht, allerdings kann ich auch nicht nichts wollen."

„Übrigens, können wir die Veranstaltung noch einmal in einem anderen Bereich wiederholen?"

„Hm ..., ja."

Ich schleiche zum Auto. Schrecklich erschöpft bin ich. „Fix und foxi", würde mein Sohn Mirco dazu sagen.

Die Geschichte von der Wolke

Ein Zettel hängt heute morgen an unserer Tür: „Frau Schnurre bitte dringend zur Station 2 kommen".

Als erstes sehe ich den breiten Rücken von Schwester Ingeborg. Gebeugt über eine Patientin, höre ich sie beruhigend murmeln: „Es wird schon wieder werden, es wird schon wieder werden."

Froh, mir ihren Platz überlassen zu können, kontrolliert sie noch einmal den Tropf und geht dann leise zur Tür.

Frau Busch, durchsichtiger und spitzer, als ich sie in Erinnerung hatte, umklammert meine Hand. „Marina, ich warte schon so lange auf Sie. Ich hab' solche Angst. Ich weiß, daß alles keinen Zweck mehr hat, aber daß das nun so schnell geht auf einmal, erschreckt mich. Mir geht dauernd im Kopf herum, wie das wohl sein wird, wenn ich im Sarg liege. Wenn die Erde auf den Deckel fällt. Das Geräusch, ich höre es dauernd. So dumpf, so endgültig. Wie lange dauert es, bis die Bretter verfaulen und die Würmer kommen. Aber verbrannt will ich auch nicht werden. Ich kann mit keinem darüber reden. Ich bin so unruhig." Ihre Fersen schurren ohne Unterlaß über das Laken.

„Bitte erzählen Sie mir wieder eine Geschichte. Etwas gegen Angst. Etwas Schönes, bitte." Ich hole Luft, aber sie fährt hastig fort: „Die geben mir dauernd Spritzen, weil ich so unruhig bin. Ich werd' zwar müde, aber mein Kopf dreht sich trotzdem weiter. Muß so viel denken. Mein Mann, er hat sich Urlaub genommen. Er ist so lieb, kommt jeden Tag extra aus Britz angefahren. Aber ich halte das nicht aus. Er sitzt nur da, schaut mich mit seinen traurigen Augen an und sagt gar nichts.

Ich hab' so ein schlechtes Gewissen, daß ich so krank bin, daß ich ihm den Urlaub verdorben habe und so ... Er sagt einfach nichts. Ich komme mir schon so abgeschrieben vor. Wenn er doch wenigstens weinen würde. Dann könnte ich mit ihm reden. Aber er verzieht nur seinen Mund und schaut zur Seite. Er hat nie viel geredet. Aber jetzt, jetzt tät' mir das so gut."

Sie schließt einen Augenblick die Augen, und ich wische ihr mit einem feuchten Tuch den Schweiß von der Stirn.

„Ich hab' solch eine Unruhe in mir. Ich weiß nicht, wie es sein wird. Bitte gehen Sie nicht weg."

Ich streichle ihre Hand und sage: „Frau Busch, ich bleibe jetzt hier so lange, bis Sie ruhiger geworden sind. Sie können ganz entspannt liegen und die Augen schließen. Sie werden bald einschlafen, und so lange bleibe ich hier. Sie können jetzt ganz entspannt liegen und Ihre Gedanken loslassen. Hören Sie einfach nur Ihrem Atem zu, wie er kommt und in Sie einströmt und wieder ganz langsam ausströmt. Sie müssen gar nichts tun, hören Sie nur Ihrem Atem zu. Wie die Wellen, die ganz sanft ans Ufer gerollt kommen und sich wieder zurückziehen, so kommt auch Ihr Atem. Sie müssen gar nichts dazutun. Sie können ganz entspannt liegen und den Wellen zuhören. Ihr Atem kommt von selbst. Die Wellen kommen auch von selbst ganz sanft angerollt und ziehen sich wieder zurück. Hoch über den Wellen zieht eine dicke, gemütliche, weiße Wolke ihre Bahn. Sie wandert am Himmel entlang, und ganz allmählich verändert sich ihre Form. Aus der dicken Wolke wird eine runde Blume, eine Sonnenblume. Sie sehen, wie die Wolke sich zu einer Sonnenblume verändert und trotzdem bleibt sie immer eine Wolke. Aus der Sonnenblume wird langsam ein Vogel, der seine Bahn über den Himmel zieht. Sie liegen entspannt und sehen dem Vogel nach. Und es ist immer noch die Wolke, auch wenn sie jetzt eine Vogelform angenommen hat. Sie liegen ganz entspannt und sehen dem Vogel nach, wie er sich auflöst und eine Feder wird. Die Feder fliegt ganz sanft immer weiter und ist immer noch die Wolke, die nur die Form verändert hat. Sie können ganz entspannt liegen und langsam einschlafen. So wie die Wolke die Form verändert, aber immer die Wolke ist, so verändern wir uns auch, nehmen andere Formen an. Sie können ganz entspannt und ruhig schlafen. So wie die Wolke ihre Form ..."

Frau Busch ist eingeschlafen. Ich gehe mit schmerzendem Rücken zur Tür.

Das H

Am Abend ruft meine Freundin Ingeborg an.

„Na, wie ist es dir heute ergangen?"

„Du weißt ja, wie schrecklich ich das finde, daß du mich ausgerechnet heute allein gelassen hast."

Wir hatten einen ganzen Tag für Therapie und Supervision in einer Gruppe geplant, und nun war Ingeborg krank geworden und konnte nicht mitkommen.

Sie lacht, und wir erinnern uns der alten Therapiezeiten in der Uni. Wenn wir da mit anderen, weitgehend unbekannten Studenten unsere Gefühle explorieren sollten, fanden wir das manchmal eher komisch.

„Du weißt ja, diese erzwungene Gruppensituation, wo man sich plötzlich ‚öffnen' soll, lag mir nie. Eine Gruppe, das muß etwas sein, was zusammenwächst ... Im Krankenhaus jedenfalls läuft das so nicht ab, die Probleme der Patienten sind eben ganz real."

„Hast du denn was gelernt, oder gab es etwas Interessantes? Du kannst mir doch jetzt nicht sagen, daß ich gar nichts verpaßt habe."

„Ach, ich fand es schon nicht nutzlos. Und eine Übung zur Identifikation hat mir sogar Spaß gemacht."

„Was war das?"

„Weyhrauch hat ein Gedicht gemacht, in dem er sich mit einem A identifiziert: also, ich bin ein A ... Und wir sollten uns mit einem anderen Buchstaben identifizieren."

„Was warst du denn?"

„Ein H."

Haltgebend
  haltlos
  helfend
  hilflos bin ich ein H.

Handelnd bin ich ein H.
Hunde nicht mögend
händchenhaltend
herzlich
herzlich verabscheuend bin ich ein H.

Hitzig
herrschend
hingebungsvoll
himmelhochjauchzend bin ich ein ha, ha, ha ...

„Ha, ha, ha" kommt es auch von der anderen Seite.

„Lachst du mich etwa aus?"

Sie lacht immer noch.

„Nein, nein, aber warum bist du immer so gegensätzlich?"

„Weiß nicht, vielleicht bin ich so."

„Sehe ich nicht so."

„Um so besser."

„Warum bist du ausgerechnet ein H?"

„Findest du das nicht einen recht stabilen Buchstaben, so mit zwei Beinen auf der Erde?"

„Nach allen Seiten zumindest angreifbar, denke doch mal an einen Buchstaben wie B oder besser noch O ..."

„Die Entscheidung für H kam ziemlich spontan. Darüber muß ich noch mal nachdenken."

Krähen

Die einzig vorherrschende Farbe ist Grau. Der Himmel scheint tiefer denn je über der Stadt zu hängen, und das Durchatmen fällt mir heute schwer. Im Krankenhaus herrscht gedrückte Stimmung bei Patienten und Schwestern. Als einziger Farbfleck behauptet sich meine karmesinrote Weste in der allgemeinen Trübsal.

Ich nehme mir für heute nachmittag ein Kontrastprogramm vor. Ein heißes Bad, hinterher Jasmintee, Musik, und endlich die letzten Seiten von Christa Wolfs Roman. Oder: Ein Abstecher ins KaDeWe, verbunden mit einer Einladung an mich selbst zu einem großen Krabbensalat. Oder, oder, oder ...

Immer noch ist alles grau, als ich mittags in die Sylter Straße einbiege. Ein Geräusch fällt aus den Bäumen über mich her, zerrt an meiner Erinnerung. Tausend und Abertausende von Nebelkrähen gleiten, fliegen, stoßen in dunklen Wolken über die Straße, sitzen zu Trauben geballt auf den Ästen, krächzen heiser drohend ihre scharfen Warnungen. Menschen bleiben stehen, schauen nach oben, Autos fahren langsamer, die Fahrer kurbeln die Fenster runter.

Krähen, die Unglücksvögel, die den Winter bringen, den Frost, den Hunger.

Ich mag sie. Ich mag sie besonders, seitdem sie mich im Dezember 1978 mit heiserem Rufen empfingen, als ich zum letztenmal von der Chemotherapie mit Wolf nach Hause fuhr. Eben hier an dieser Ecke.

Mir sind die furchterregenden schwarzen Vögel ein Symbol geworden, für Kraft, für Kampf ums Überleben, und ihr mißtönender Ruf eine beifallkrächzende Unterstützung meiner eigenen Anstrengungen.

Jeder Dezember ist mein Wonnemonat, an dem ich dem Schicksal wieder ein Jahr mehr abgetrotzt habe.

Ich muß doch funktionieren

Ich sehe einen Zettel von Borga auf dem Schreibtisch: „Bitte Herrn Moll anrufen. Dringend! Seine Frau braucht eine Beratung."

Frau Moll hatte gerade eine Darmkrebsoperation überstanden, bei der ihr ein Anus praeter gelegt werden mußte. Der künstliche Darmausgang ist für die Patienten mit die schlimmste Operation und wird von ihnen oft als schwere körperliche Verstümmelung empfunden.

Als ich komme, fängt Frau Moll sofort an zu weinen. Ich

kann mich nicht vorstellen, sie noch nicht einmal begrüßen. Schon erzählt sie:

„Ich kann da nicht hinsehen. Jedesmal wenn die verbinden, muß ich den Kopf wegdrehen. Es ist mir so fremd ... ich ekle mich vor diesem Loch im Bauch."

„Sie ekeln sich jetzt vor Ihrem Körper?"

„Ja, ich kann mich auch sonst nicht ausstehen, ich habe Angst vor den Geräuschen und dem Geruch. Hören Sie, jetzt gluckert es wieder so."

„Ich vermute allerdings, daß Sie selbst die Geräusche jetzt deutlicher als die anderen wahrnehmen."

„Ich lauere geradezu darauf, daß er Geräusche macht."

„Vielleicht suchen Sie immer wieder eine Bestätigung für Ihre Befürchtungen?"

„Na die Vorstellung, daß die Verdauung aus dem Bauch herauskommt ..."

„Das macht Angst, weil es unseren normalen Vorstellungen widerspricht. Wir sind gewöhnt, daß wir es nicht sehen, wie das Verdaute den Körper verläßt."

„Da haben Sie sicher recht, aber wenn ich mir vorstelle, wie es vorher war, das war vielleicht auch nicht schöner ..."

Sie lächelt resigniert.

„Meinen Sie, man kann sich jemals daran gewöhnen?"

„Ja, das denke ich, ich weiß es auch von den anderen Patienten, die sich nach einer Zeit der Umgewöhnung gut damit abfinden konnten. Wenn sich Ihre Befürchtungen beim Umgang mit den anderen Menschen nicht bestätigen, verlieren Sie die Angst allmählich. Aber Sie müsen sich Zeit lassen, nichts Unmögliches von sich verlangen."

„Im Moment weiß ich gar nicht, was ich machen soll, es ist, als würde ich über dem Boden schweben und keinen Halt unter die Füße bekommen. Aber es ist kein schönes Schweben, ich darf niemals unten ankommen, sonst bin ich verloren. Mein Mann findet mich auch verändert, komisch, sagt er. Sagen Sie mir bitte, was ich machen soll."

„Ich denke, Sie sollten sich erst einmal in Ruhe darauf einstellen, daß Sie jetzt diesen künstlichen Darmausgang haben, der ja Ihr Leben retten soll. Vielleicht können Sie schon beim nächsten Verbinden einmal hinsehen? Dann baden Sie schön warm, cremen sich ein und versuchen, wieder Kontakt zu Ihrem Körper zu bekommen, ihm wieder Aufmerksamkeit zu schenken. Dann sollten Sie sich mit den Beuteln vertraut machen. Wenn Sie sie selbst anlegen können, haben Sie schon viel gewonnen. Die Ängste dagegen werden Sie vielleicht nicht so schnell bewältigen können ..."

„Ich habe das Gefühl, es ist alles ganz anders geworden, immer andere Stimmungen ... und die Angst, auch die Angst, daß mein Mann ungeduldig wird."

„Aber Sie sind doch gerade erst operiert worden."

„Ja, man muß doch aber wieder funktionieren. Er fand das immer gut, wenn ich zu Hause alles gemacht habe, tip, top."

„Und jetzt, wenn Sie vielleicht nicht mehr alles in der gleichen Weise machen können, haben Sie dann das Gefühl, nur noch die Hälfte wert zu sein?"

„Bin ich ja auch. Der eine geht arbeiten und bringt das Geld, und der andere kümmert sich eben um zu Hause."

„Und nun meinen Sie, daß Sie Ihren Anteil nicht mehr leisten können."

„Ja und dann hat er keinen Grund mehr, mich zu loben."

„Das Lob ist Ihnen wichtig?"

„Ja, Bestätigung, die braucht doch jeder, daß man seinen Platz ausfüllt."

„Und jetzt befürchten Sie, daß sie Ihren Platz nicht mehr ausfüllen und Ihren Mann noch behindern?"

„Ja, genau das ist es. Er muß nämlich jetzt zusätzlich noch ins Krankenhaus kommen, auch weil ich eigentlich nicht allein sein kann. Damit ist er total überfordert."

„Hat Ihnen denn Ihr Mann das Gefühl gegeben, daß er Sie nur liebt, wenn Sie ‚funktionieren'?"

„Eigentlich nicht – nein, ich habe gar nicht mit ihm darüber gesprochen."

„Hm, dann haben Sie Angst davor, daß es so sein könnte. Vielleicht haben Sie auch Angst vor den Veränderungen in Ihnen selbst, den Stimmungen, den Depressionen?"

„Ich glaube, daß ich mich davor im Grunde genommen am

meisten fürchte, daß ich nicht beeinflussen kann, was in mir passiert, nicht in den Griff kriege."

„Aber es ist doch alles so neu. Sie müssen sich Zeit lassen, die Dinge auf sich zukommen lassen. Vielleicht stoßen Sie auf mehr Verständnis, als Sie jetzt annehmen, und dann geht vieles."

„Vielleicht schmeißen die mich hier raus, bevor ich das mit den Beuteln kann."

„Sie meinen, wir schmeißen Sie hier raus?"

„Na ja. Gestern haben die Schwestern gesagt, das müßte alles schneller gehen mit mir. Ich müßte besser mitmachen. Ich kann doch aber noch nicht hinsehen und die Beutel anfassen."

„Frau Moll, ich verspreche Ihnen, daß Sie natürlich nicht entlassen werden, bevor Sie Sicherheit mit den Beuteln bekommen haben. Wenn es Schwierigkeiten auf der Chirurgie gibt, werden wir Sie verlegen."

„Gestern, da haben sie mir Essen hingestellt, so ein zähes Stück Fleisch ... fast kalt. Unmöglich, daß ich das hätte essen können. Dann wurde abgeräumt. Niemand hat mir etwas anderes gebracht. Ich finde es ja auch blöd, wenn ich dann immer heulen muß. Dann war Visite, sie haben sich untereinander unterhalten über mich, niemand hat mich gefragt, wie es mir geht, wie ich zurechtkomme. Finden Sie das denn richtig?"

„Ich finde das schlimm. Aber nun weiß ich endlich, warum Sie heute so verzagt sind. Das hat Sie sicher mehr gekränkt, als Sie sich selbst eingestehen wollen. Das tut mir sehr leid für Sie, aber bitte beziehen Sie das nicht auf sich, es ist im Krankenhaus mit Routine und Zeitdruck manchmal so."

„Sagen Sie aber um Gottes Willen nicht, daß ich mich beschwert habe. Dann wird es vielleicht noch schlimmer."

„Nun, vielleicht werden Sie das in einiger Zeit selbst tun." Ich beruhige sie, verabschiede mich.

„Ach, wie war noch mal Ihr Name, ich vergesse das leider immer."

Ich lache. „Konnten Sie sich ja auch gar nicht merken, denn ich habe Ihnen meinen Namen noch gar nicht gesagt. Kreibich."

„Kreibich, hm, ist das nicht dieser bekannte Heilpraktiker?"

Der Abendspaziergang

„Ich möchte gerne etwas von dir wissen, Hermann."

„O bitte, zu Geständnissen fühle ich mich an einem solch schönen Tag nicht in der Lage."

„Komm, bleib mal ernst. Hast du eigentlich Probleme gehabt mit mir, als du mich kennenlerntest?"

„Probleme habe ich jetzt mit dir, und die nicht zu knapp", grinst er. „Aber was meinst du eigentlich?"

„Es muß doch für einen Mann merkwürdig sein, die Brust einer Frau streicheln zu wollen und ins Leere zu fassen. Oder?"

„Ach, so eine gewisse Asymmetrie ist doch ganz reizvoll, und außerdem ist ja immer noch 'ne Menge zum Streicheln da."

Liebevoll legt er mir kurz den Arm um die Schulter.

„Wieso kommst du denn jetzt gerade darauf, Marina, hab' ich dich nicht zärtlich genug behandelt?"

„Nie genug", lache ich.

Wir schlendern um den Grunewaldsee, die Abendsonne beleuchtet die Kiefern am jenseitigen Ufer. Enten und Bleßhühner tauchen eifrig nach Brotresten.

„Ich habe heute eine Frau zur Operation begleitet. Ihre größte Angst war die, ihre Brust zu verlieren. Sie lebt allein, sieht gut aus, hat einen prima Job, und im Augenblick quält sie nur die Vorstellung, nach dieser Operation keinen Mann mehr zu bekommen. Daß sie das Leben vielleicht verlieren könnte, tritt dabei völlig in den Hintergrund."

„Das ist doch nicht dein Problem."

„Mich macht es so wütend, wenn ich sehe, wie abhängig Frauen sich von der Meinung der Männer machen."

„Gott, was für emanzipatorische Ausbrüche heute!"

„Also Hermann, hör auf! Wenn du hören würdest, wie oft Frauen in den Gruppen erzählten, daß sie von einigen Ärzten förmlich dazu überredet werden, einen Brustaufbau machen zu lassen, dann würdest du auch anders reagieren. Dabei gehen ja in den meisten Fällen Ehen nur dann auseinander, in denen es vorher schon gekriselt hat. Dieses Argument der Ärzte fällt also weg. Und gute Partnerschaften können sogar intensiver werden."

„Machen denn so viele Frauen davon Gebrauch?"

„Ich kenne einige. Und nur eine, bei der es wirklich gelungen ist. Alle anderen klagen über Schmerzen, Verhärtungen, veränderte Form."

„Willst du mir jetzt hier einen Vortrag halten?"

„Ja, so ist es ja doch, aber vielleicht gehe ich zu sehr von mir aus. Meine Angst wäre die, nicht mehr kontrollieren zu können, ob unter der Prothese wieder was wächst. Und natürlich die Vorstellung: Ich will als Person geliebt werden. So wie ich gerade bin. Mit allen Falten, Mucken, Verletzungen, Schwächen. Darauf arbeite ich ja auch hin, auch in den Gruppen. Frauen so zu stärken, daß sie sich annehmen und lieben können, wie sie sind. Im Grunde müßte man schon bei den Kindern damit beginnen."

„Ist dir schon mal aufgefallen, daß Mütter Kinder erziehen, also Frauen?"

„Und ist dir schon mal aufgefallen, daß immer noch bei uns die Männer das Sagen haben? Ich bin z. B. immer nur von Männern operiert worden. Bis auf eine Ausnahme. Von dieser Ärztin habe ich mich besonders gut verstanden gefühlt, mit ihr konnte ich ganz anders reden."

„O Gott, jetzt geht's wieder los, unser altes Thema. Ich denk', du hast mich zu einem Abendspaziergang eingeladen. Oder?"

Das fünfte Rad am Wagen

Ich schaue zu Frau Rudolph ins Zimmer. Sie hat jetzt schon den zweiten Therapiezyklus hinter sich, und sie bewältigt alles recht gut. Ihre große Angst und Verzweiflung haben nachgelassen.

„Hallo, wie geht es Ihnen heute?"

„Ach, keinen Appetit, es schmeckt alles nach Krankenhaus.

Matt fühle ich mich auch, aber das kommt wohl von der Therapie. Aber Sie wissen ja, ich hatte ja keine guten Erwartungen. Dafür bin ich angenehm überrascht."

„Ja, ich weiß schon, Sie hatten sich total aufgegeben."

„Ich war schon so ein ängstliches Kind, habe immer daran gedacht, was mir alles Schlimmes passieren kann. Ich hatte Ihnen ja erzählt, daß meine Mutter im Krieg gestorben ist, da war ich noch klein. Dann war ich bei der Oma. Als mein Vater wiederkam, hat er ziemlich schnell eine andere Frau geheiratet, die auch ein Kind hatte. Ich habe mich immer als fünftes Rad am Wagen gefühlt."

„Erzählen Sie mir mehr über Ihre Kindheit."

„Na ja, ich mußte eben immer die alten Sachen abtragen, Neues hat nur das andere Kind bekommen. Ich mußte auch die meiste Arbeit machen, die anderen bedienen."

„Können Sie sich noch an Ihre Gefühle damals erinnern?"

„Als Kind ist man dumm. Irgendwie dachte ich, das ist eben so. Manchmal hatte ich Wut, aber noch viel mehr hatte ich Angst, allein zu sein."

„Sie waren auch enttäuscht, daß Ihr Vater nichts für Sie getan hat, daß er Sie im Stich gelassen hat?"

„Ich hatte immer Angst, daß er mich ganz abschiebt, zur Großmutter oder ins Heim. Manchmal haben sie mir damit gedroht."

„Hat Sie das nicht traurig gemacht mit Ihrem Vater?"

„Ach, den kannte ich fast gar nicht, der war im Krieg, und als er wiederkam, war er mir eigentlich fremd. Aber ich dachte schon, daß er was für mich tun könnte. Dann habe ich jung geheiratet, wir mußten noch eine Genehmigung haben, weil ich so jung war. Mein Mann allerdings war älter, viel älter als ich."

„Haben Sie Schutz gesucht bei ihm?"

„Vielleicht, aber ich wollte vor allem von zu Hause weg."

„Hat Ihr Mann denn Ihre Erwartungen an ein anderes Leben erfüllen können?"

„Das ist schwierig. Eigentlich rede ich nicht gern darüber."

„Hat das auch mit Ihrem eigenen Verhalten zu tun?"

„Ich hatte weiter Angst, ständig, es könnte was mit ihm sein. Oder er könnte abhauen und mich allein lassen."

„Sie hatten kein Vertrauen, daß Sie jemand lieben könnte und gern bei Ihnen bleiben würde?"

„Ich glaube ja. Dann war ich eben auch ängstlich. Wenn er mit dem Auto unterwegs war und nicht rechtzeitig kam, stand ich am Fenster. Ich glaube, das hat ihn schrecklich genervt."

„Sie haben sich also weiterhin unsicher gefühlt?"

„Ja, total. Und als der Sohn kam, wurde es fast noch schlimmer. Ich fiel wochenlang aus, weil ich krank war; aber eigentlich hatte ich nichts. Dann mußte meine Schwiegermutter das Kind versorgen. Oft konnte ich früh nicht aufstehen."

„Und da haben Sie sich auch noch schuldig gefühlt."

„Ja, Schuld und Angst, das war damals alles eins."

„Und eigentlich hatten Sie gar keine Gründe dafür?"

„Eigentlich nicht. Aber das war dann auch die Zeit, als mein Mann eine andere Frau hatte."

„Was hat das für Sie bedeutet?"

„Na ja, einerseits war's bei mir ganz aus, anderseits dachte ich, daß das auch richtig so wäre."

„Weil Sie es nicht anders verdient hätten?"

„Ja, genau. Als Strafe. Mit mir war ja nichts los. Das war immer so. Als Kind und auch später."

„Haben Sie mit ihm darüber gesprochen?"

„Nein, eigentlich nicht. Ich wußte ja, was los war. Aber meinen Sie, ich hätte was dazu sagen können?"

„Vielleicht hat Ihr Mann erwartet, daß Sie sich nicht einfach damit abfinden?"

„Das war schon lange nicht mehr die Zeit, wo er was von mir erwartet hätte. Dachte ich damals."

„Was wollen Sie damit sagen?"

„Na, als es ihm dann schlechtging, als er so krank war, da habe ich gemerkt, daß er schon was von mir erwartet hat, er hat sich ja nicht getrennt von mir."

„War das denn eine Bestätigung für Sie?"

„Nein, eigentlich nicht. Das Gegenteil. Ich fühlte mich im nachhinein schuldig, daß ich auch das nicht richtig gemacht hatte."

Sie erzählte noch über ihren Sohn. Er sei immer ein stilles Kind gewesen, ist nie aufgefallen und hat wenig gesagt zu

Hause. Das ist heute noch so. Wenn sie ihn braucht, weiß sie nie, was er denkt oder fühlt. Sie weiß nicht, was er über ihre Krankheit denkt. Sie wagt nicht, ihn danach zu fragen.

Wir verabreden uns für übermorgen.

„Ich habe ein Buch gelesen, darüber wollte ich gern mal mit Ihnen sprechen, Frau Kreibich."

„Ja gern, Frau Rudolph, das machen wir."

Der Ausflug

Weicher Herbsttag. Konturenlos die Felder mit exakt gezogenen graubraunen Furchen. Die Schollen stumpf glänzend, begrenzt am nahen Horizont von Nebelwänden aus Milchglasmauern. Einziger Fixpunkt eine Krähe. Leises Herbstziehen im Herzen. Zuggeräusche. Ich fahre mit meinem Freund ins Grüne. Es hat mich einige Mühe gekostet, Hermann zu überzeugen, daß ich mal zwei Tage außerhalb Berlins verbringen möchte. Ich brauche manchmal Zeiten, um meine Augen und meine Sinne mit anderen Bildern zu füllen. In Berlin gibt es kaum ein Wochenende, an dem ich ungestört Zeit für mich habe. Das Telefon läßt sich nicht abstellen.

Wir fahren an Apfelbäumen vorbei, die aus einem Kreis von exakt gelegten Apfelkugeln aufragen. Unter einem der Bäume sitzt eine schwarze Katze. Ich bin entspannt wie schon lange nicht mehr und habe alles, was mich in Berlin bedrückte, zurückgelassen. Ich freue mich auf Spaziergänge durch den Wald, auf einen Saunabesuch, aufs Schwimmen, auf Gespräche, auf Lesestunden. Am liebsten würde ich Hermann umarmen. Aber er sitzt versunken in eine juristische Abhandlung, und ich wage es nicht, ihn zu stören. Ich werde es mit dem Schaffner probieren.

Drei Zehnerpotenzen

Herr Jordan ist Physiker. Wir hatten gerade ein anregendes Gespräch über den Wellen- und Teilchencharakter von Elektronen. Das ist ja ein aufregendes Problem. Ich kenne das Thema von meinem Physiker-Mann. Herr Jordan sagt mir, daß er nächste Woche entlassen wird.

„Ich bin in der Remission. Was ist das eigentlich genau, doch nicht dasselbe wie Heilung, das hab' ich schon mitgekriegt."

„Haben Sie mal den Arzt gefragt?"

„Nun tun Sie doch nicht so, als könnten Sie mir die Frage nicht beantworten. Wozu soll ich da noch einen Arzt fragen?"

„Ja, manche Tumorarten kann man unterhalb einer bestimmten Anzahl von Krebszellen diagnostisch nicht mehr nachweisen. Dann sind Sie in der Remission. Aber das heißt nicht, daß Sie keine Krebszellen mehr haben."

„Und wie viele Zellen sind das etwa?"

„Sind Sie sicher, daß Sie das wissen wollen?"

„Wenn ich Sie frage, bestimmt. Sie kennen mich doch gut genug."

„Also, ziemlich viele, etwa 10^9."

„Hm. Habe ich mir ja fast gedacht. Und alles, was darüber ist, kann dann nachgewiesen und behandelt werden."

„Behandelt, ja, aber natürlich auch nur bis zu einer gewissen Anzahl von Zellen."

„Klar, irgendwann ist man ja dann auch tot. Wie groß ist der Bereich?"

„Etwa drei Zehnerpotenzen."

„Damit kann ich etwas anfangen."

„Ich bin nur nicht so sicher, daß Ihnen das etwas nützt. Mir ist nicht ganz wohl in meiner Haut. Man kann auch zu viel fragen und zu viel antworten."

„Das widerspricht aber ganz Ihren Intentionen, wie Sie mir früher gesagt haben. Schließlich habe ich ja gefragt. Jetzt wollten Sie diese Informationen lieber an die Ärzte abschieben, wie diese andere Informationen an Sie abschieben."

„Stimmt, Sie haben hier eine Menge gelernt." Wir lachen.

„Im übrigen entspricht das etwa meinen Vorstellungen."

„Na ja, Sie sagen das so cool. Ich bin mir da nicht sicher. Ich weiß nicht, wie Sie das umsetzen, Gefühle spielen manchmal den Gedanken einen Streich."

„Ich glaube, daß selbst meine Gefühle realistisch sind. Sie brauchen keine Angst zu haben, ich lasse mich nicht fallen."

„Aber Herr Jordan, Sie wissen doch, daß ich die meiste Angst um Leute habe, die sich nicht fallenlassen können."

Er lacht.

„Ja, ja, es gibt gute Chancen, daß ich noch falle, wenn Sie mich weiter therapieren." Und mit seiner spezifischen Ironie: „Immerhin, bei so vielen Zehnerpotenzen habe ich Aussicht, daß wir uns demnächst wiedersehen."

„So lieb kann ich gar keinen Patienten haben, als daß ich ihn hier wiedersehen möchte."

Er umarmt mich.

„Was ist, soll das ein vorgezogener Abschied sein? Wir sehen uns doch noch!"

Ich denke etwas ängstlich an seine Chance: drei Zehnerpotenzen auf der individuellen Seite.

Der Tod von Frau Kramer

Wieder ist ein Stück gemeinsamer Wegstrecke zu Ende.

Ich komme beschwingt und nichtsahnend auf Station E, als mich auf dem Flur Doktor Liebig anspricht:

„Frau Kramer ist heute zum Sterben gekommen."

Fassungslos stottere ich: „Aber wieso denn, wir waren doch am Nachmittag bei ihr zum Kaffee verabredet."

„Daraus wird ja wohl nichts", sagt er trocken.

Sie liegt klein und gelbgesichtig im Bett und schaut mich aufmerksam an. Vorsichtig nehme ich ihre Hand, und wir schweigen eine Weile. Dann sagt sie mit einem entschuldigenden Lächeln: „Ich konnte nicht bis zum Nachmittag warten, meine Schmerzen waren zu groß. Dabei habe ich mich schon so auf unseren Kaffeeklatsch gefreut. Mein Sohn hat Ihnen ein Bild gemalt. Es war nicht mehr auszuhalten, mein Mann hat mich hierher gefahren. Er kommt nachher wieder. Bitte bleiben Sie so lange hier. Ich möchte nicht allein sein."

Es hat lange gedauert, bis Frau Kramer einen solchen Satz aussprechen konnte. Frau Kramer, 39 Jahre alt, Kindergärtnerin, verheiratet, zwei Kinder, entdeckte vor drei Jahren einen Knoten in der Brust. Ihr Arzt nahm ihn nicht ernst genug, und so wurde die Operation zu lange hinausgezögert. Ein paar Monate danach bekam sie Metastasen. Erst in den Knochen, dann in der Leber.

Ich lernte sie vor zwei Jahren kennen, als sie zur Therapie auf die Station kam. Sie wirkte kühl, abweisend.

Die Schwestern hatten ebenso wie ich Mühe, ihr näherzukommen.

Oft meinte ich, ihr lästig zu fallen mit meinen Besuchen. Und es dauerte einige Zeit, bis ich begriff, daß selbst Gespräche über Nichtigkeiten und lange Pausen für sie wichtig waren. Ganz langsam tasteten wir uns aufeinander zu, ganz langsam wuchs das Konto ihres Vertrauens zu mir. Und sie begann zu erzählen. Erst in Andeutungen, dann kleine Arabesken, eingeflochten in Alltagsgespräche. Bis sie mit der Zeit immer tiefer in ihre Biographie eintauchte.

Ihre Eltern, von denen sie mit großer Distanz sprach, waren pflichtbewußt und ohne große Herzlichkeit bemüht, ihr eine solide Ausbildung zu geben. Sie lernte mühelos, schon in der Schule, und sicherte sich damit das Wohlwollen der Familie. Ihre jüngere Schwester, längst nicht so begabt und fleißig, bekam ohne Anstrengung all die Zärtlichkeiten, die sie sich erarbeiten mußte. Zeitlebens bestanden große Spannungen zwischen den beiden.

Als der erste Freund auftauchte, heiratete sie sehr schnell, noch sehr jung, diesen Mann, der selbst noch in der Ausbildung stand. In den ersten Ehejahren gab es viele Anpassungsschwierigkeiten. Frau Kramer war die Stärkere, die ihren phlegmatischen Mann schob, stützte, anfeuerte. Als er endlich mit ihrer massiven Unterstützung alle Examina bestanden hatte, war das berufliche Ziel zwar erreicht, aber sie fühlte sich total ausgelaugt.

Enttäuscht merkte sie, daß ihr Mann so gar nicht ihrem Bild eines erfolgreichen Geschäftsmannes und zärtlichen Ehepartners entsprach.

Da auch ihr Wunsch nach Kindern nicht in Erfüllung ging, adoptierten sie zwei. „Wissen Sie, zu einer Ehe gehören nun mal Kinder, und eines ist natürlich zuwenig."

Bald nach der Adoption des zweiten Kindes bekam sie Brustkrebs.

„Na ja, ich hatte ja nun alles versucht, aber die Kinder haben unsere Ehe auch nicht verändern können. Im Gegenteil, nun hatte mein Mann noch weniger Lust, mit mir zu schlafen."

Als Frau Kramer immer stärkeren Druck spürte, sich selbst immer mehr aufbürdete – die Kinder waren zu lebhaft und anstrengend, der Mann uninteressiert an der Arbeit, an der Ehe, sie doppelt belastet durch Beruf, Haushalt und Kindererziehung –, ließ sie sich erneut in die Krankheit fallen.

„Der Krebs da drinnen", sie zeigt auf ihren Brustkorb, „ist ein Zeichen, wie es um mich herum aussieht. Alles wächst mir über den Kopf, ich sehe kein Land mehr."

Beim Rollenspiel identifiziert sie sich mit einer grau gewordenen Stute, der man schwere Säcke auf den Rücken packt und durch eine baumlose Ebene treibt: „Hinter der Biegung höre ich Meeresrauschen und fröhliche Stimmen, aber ich gehöre nicht dazu."

Im Laufe unserer Arbeit wandelt sich ihre Vorstellung von der beladenen Stute zum Bild einer Köchin mit vielen Armen und einer dickwandigen Brille. Einer indischen Göttin gleich sitzt sie vor unzähligen Kochtöpfen, die fettesten Happen in sich hineinschlingend.

„Aber ich selbst bin es ja, die die Schwierigkeiten aller Leute in sich hineinzieht, die sich die dicksten Pakete aufbürdet", sagt sie verwundert.

Wir arbeiten intensiv miteinander und machen Phantasiereisen, üben Rollenspiele, entwerfen Pläne für die immer kürzeren Aufenthalte zu Hause.

„Bei uns im Elternhaus gab es immer ein Programm. Freitags

wurde gewienert und gewaschen, am Sonnabend eingekauft und gebügelt, und am Sonntag gingen wir in die Kirche und nachmittags spazieren. Daran konnte man sich halten. Ich hab' ein genaues Bild von einer guten Ehe. Aber mein Mann entspricht dem nicht. Vielleicht ist auch meine Brille verkehrt." Sie weint heftig.

Trotz ihrer Schmerzen und Schwäche begann – sicher zum erstenmal – sich in ihrer Ehe einiges zu bewegen. Ihre Familie lernte, eine andere, eine lebendigere Mutter und Ehefrau kennen.

Wenn sie mich von zu Hause aus anrief und voller Freude erzählte, daß sie wieder den Abwasch hat stehen lassen können und dafür mit den Kindern gemalt und gebastelt hatte, so schwang Genugtuung in ihrer Stimme mit. Und wenn sie, ein wenig ironisch, berichtete, daß sie die Laken diesmal nicht mehr gebügelt und statt dessen in der Sonne auf dem Balkon gesessen hätte, so waren das zwar nur kleine Schritte, aber für sie war es der Anfang einer als wichtig empfundenen Veränderung.

Auch auf der Station begann sich das Klima zu verändern. Hielten die Schwestern sie vorher für unnahbar und stolz, so rückte sie jetzt allen ein Stück näher. Je häufiger sie auch einmal Schwächen und Ängste zugeben konnte, desto wärmer kam das Echo zurück. Sie lernte, sich auch durch Tränen zu entlasten und ihre Trauer nicht mehr zu verstecken. Das machte es den Schwestern und Stationsärzten möglich, sie auch mal in den Arm zu nehmen und zu trösten. Manchmal sprach sie über ihr Sterben. Sie wollte nicht allein sein in den letzten Stunden.

Einmal sagte sie sehr überzeugend, daß sie nun nicht mehr so am Leben hinge, ihre Kinder seien gut aufgehoben bei ihrem Mann. Und er würde sicher bald jemanden finden und nicht allein bleiben, das wäre für sie eine große Beruhigung.

Es war für mich schmerzhaft, jetzt an ihrem Bett zu sitzen und zu wissen, daß wir niemals mehr zusammen Kaffee trinken würden. Sie war ruhig, die Schmerzen durch Medikamente gedämpft.

Draußen auf dem Flur, die Tür stand offen, hörte ich manchmal Schritte, sah mehrmals den Professor. Aber niemand kam herein.

Ich hielt ihre Hand, streichelte sie, sagte ein paar Sätze. Sie zuckte mit den Augenlidern, wenn ich etwas fragte. Als ich meine Lage verändern wollte, weil mir der Rücken weh tat, drückte sie meine Hand. Ich wagte lange Zeit nicht mehr, mich zu bewegen. Einmal wischte ich mit einem feuchten Lappen über ihr Gesicht. Als ich wieder ihre Hand nahm, war sie kalt. Ihr Gesicht begann sich langsam zu verändern. Als werde eine Schicht nach der anderen abgetragen, bis nur noch der Kern übrigblieb. Ihre Backenknochen traten hervor, die Augenschatten wurden dunkler, sie atmete stoßweise. Zwischen Trauer, Angst, Erstaunen, auch Neugier konzentrierte ich mich ganz auf sie.

Nach langer Zeit öffnete sie plötzlich mit einem tiefen Seufzer ihre linke Hand, ihr Kopf drehte sich zur Seite, ihre Perücke verrutschte ein wenig. Sie war tot.

Benommen gehe ich aus dem Zimmer. Die Fahrstuhltür geht auf, und Herr Kramer kommt mir entgegengehastet.

Er schaut mir ins Gesicht und fängt an zu weinen.

Wir stehen beide am Flurfenster, unfähig zu sprechen. Ich habe meinen Arm um seine Schulter gelegt und spüre meine Tränen in den Halsausschnitt rinnen. Schuhe nähern sich, zögern, gehen zurück, um dann um so forscher auf uns zuzukommen.

Doktor Liebig streckt mit ernstem Gesichtsausdruck Herrn Kramer die Hand hin und sagt: „Mein tiefempfundenes Beileid“ und nach kurzer Pause: „Haben Sie sich schon Tabletten geben lassen?“

Verständnislos schaut Herr Kramer hoch. „Ja, aber wieso denn?“

„Auch wenn wir alle mit dem Ableben Ihrer Frau gerechnet haben, ist es ja wohl letztlich doch ein Schock. Sie werden noch eine Weile daran zu knacken haben und sicher heute nacht nicht schlafen können. Sie sollten sich etwas zur Beruhigung geben lassen.“

Herr Kramer unfähig zu begreifen: „Was denn für Tabletten, ich nehme nie etwas ein."

„Es ist heute eine Ausnahmesituation. Nach all den anstrengenden Wochen sollten Sie sich heute mal etwas Ruhe gönnen."

Herr Kramer bleibt stumm.

Ich habe das dringende Bedürfnis, Dr. Liebig kräftig mit meinem spitzen Absatz auf die frischgeputzten Schuhe zu treten. Doch da sagt er schon: „Na, wie Sie wollen. Auf jeden Fall, sollten Sie Probleme haben oder mal ein Wort von Mann zu Mann reden wollen – ich bin natürlich jederzeit für Sie da."

Damit schüttelte er Herrn Kramer nochmals die Hand und entfernte sich.

Wir haben dann beide noch lange zusammengesessen und über seine Frau gesprochen. Herr Kramer holt längst vergessene Ehegeschichten hervor, erinnert sich, weint, lacht ein wenig und beginnt allmählich, sich auf die neue Situation einzustellen, ab jetzt nur noch allein für seine beiden Kinder verantwortlich sein zu müssen.

Der Gedanke an die beiden Kinder ist es dann auch, der ihn schließlich bewegt, aufzubrechen.

Aber vorher möchte er noch die Sachen seiner Frau mitnehmen.

„Auf die Station kann ich aber auf keinen Fall mehr gehen", sagt er bedrückt.

Ich rufe an und bitte eine Schwester, die Sachen zu packen.

Wir stehen an der Haustür, als Schwester Mara die schwere Tasche bringt. Beim Hinstellen öffnet sie sich, und Frau Kramers Perücke fällt heraus.

Verstört dreht sich Herr Kramer zur Seite. Schwester Mara läuft mit einem unterdrückten Laut zum Fahrstuhl, und ich habe alle Mühe, mein aufsteigendes Würgen zu unterdrücken, um scheinbar gelassen die Tasche zu schließen und Herrn Kramer zum Auto zu begleiten.

Aufrechter Gang

Wochenlang war Herr Arnold in einem schlechten Zustand. Mal hatte er Fieber, dann waren die Schleimhäute entzündet, dann hatte er Durchfall. Mir gegenüber war er ängstlich, aggressiv, lieb oder kühl. Jeden Tag anders. Seine Frau konnte schon lange nicht mehr differenziert genug auf die wechselnden Stimmungen reagieren. Wir hatten trainiert, wie man sich entspannen kann, damit sie die Situation überhaupt überstehen konnte.

Ich selbst schwankte zwischen Mitleid und Ablehnung und stellte mir immer wieder die Frage, wie ich eigentlich mit ihm umgehen müßte. Im nachhinein war es wohl das wichtigste, daß ich durchgehalten habe, denn bei den meisten anderen mußte er deutliche Rückzugstendenzen feststellen.

Auch ich wollte ihn manchmal loswerden. Was passiert, wenn ich einfach nicht mehr hingehe? Wird er dann nach mir fragen?

Eines Tages wollte er sich im Bett aufsetzen. Die Schwestern halfen ihm, und von da ab wurde alles anders.

Was für ein Gefühl, als er das erstemal vor seinem Bett stand! Was bedeutet es, die Welt wochenlang aus der Perspektive eines Krankenbettes wahrzunehmen! Und dann plötzlich wieder selbst auf den „Egon" gehen: Was für ein wiedererworbener Zuwachs an Selbständigkeit!

Und heute: der erste mühsame Gang auf dem Flur, gestützt auf die Krankengymnastin und mich. Aufrechter Gang, wieder Mensch sein! Die ganze Station freut sich.

Die Entlassung

Heute war Frau Arnold bei mir.

„Was meinen Sie, wie lange es noch dauern wird, bis er nach Hause kann?"

„Ich weiß es nicht, aber wenn er weiter solche Fortschritte

macht, vielleicht in zwei, drei Wochen. Am besten, Sie fragen die Ärzte danach. Ist es für Sie wichtig, das genau zu wissen?"

„Na ja, ich muß mich doch darauf einrichten."

„Wie wollen Sie sich denn darauf einrichten?"

„Na, die Wohnung und so ..."

„Die Wohnung ist doch sicher jetzt auch in Schuß. Wie wollen sie mit ihm leben, wenn er wieder zu Hause ist? Er wird ja dann noch eine Weile zu Hause bleiben, und Sie werden arbeiten."

„Das müssen wir dann sehen."

Sie sieht mich etwas ängstlich an.

„Ist es Ihnen recht, daß er bald entlassen wird?"

„Na selbstverständlich." Jetzt schaut sie ganz unwillig auf mich.

„Soll ich mich dafür einsetzen, daß er früher entlassen wird, so schnell wie möglich?"

„Das wäre vielleicht nicht gut, man soll da auch nichts überschlagen."

„Ja, da haben Sie recht, ich habe allerdings das Gefühl, daß Sie auch Angst haben."

„Es ist nicht so einfach. Die ganze Zeit war ich allein mit den Kindern. Das war oft deprimierend, andererseits hatte ich auch Freiheiten, konnte mir den Tag einteilen, wie ich wollte. Man glaubt ja gar nicht, was das ausmacht ... Man denkt, der Mann macht ja keine Arbeit."

Ich lache: „Das verstehe ich, geht mir auch manchmal so."

„Jetzt habe ich Angst, daß ich die Umstellung nicht so schnell schaffe, alles andere muß ja weiterlaufen. Vielleicht hat er dann Schmerzen, oder ich muß so viel für ihn machen. Verstehen Sie das bitte nicht falsch, ich freue mich ja auch, daß er endlich nach Hause kommt. Nur ich bin leider ziemlich am Ende."

„Aber Frau Arnold, Sie brauchen sich doch für Ihre Überlegungen nicht zu entschuldigen. Klar, das ist so. Und es geht fast allen Angehörigen so, wenn die Patienten nach so langer Zeit aus dem Krankenhaus kommen. Vielleicht sollten wir überlegen, wie Sie sich entlasten könnten, damit es Ihnen leichter fällt, sich auf Ihren Mann einzustellen."

„Dann sind auch noch die Ferien, die Kinder den ganzen Tag zu Hause."

„Haben Sie nicht Eltern, die Ihnen in dieser Situation helfen könnten?"

„Gern mach' ich das nicht, aber ich könnte sie fragen, ob jede Oma vorübergehend ein Kind nehmen kann. Ich will es versuchen."

„Das wäre prima. Wenn Sie Schützenhilfe brauchen, ich stehe zur Verfügung. Ich muß jetzt auf Station, wir sehen uns übermorgen. Wenn Sie das alles wie so einen Berg empfinden, der vor Ihnen liegt, versuchen Sie mal aufzuschreiben, was auf Sie zukommt. Vielleicht können wir dann darüber sprechen. Manche Dinge sind sehr bedrohlich, wenn man sie nicht genau kennt, aber das wird oft besser, wenn man darüber spricht."

Wir verabschieden uns herzlich. Was für eine erstaunliche Frau, denke ich, sie hat sich so verändert. Und wir mögen uns.

Mein Todesengel

Das erstemal sah ich ihn am 15. Mai. Einen Tag bevor ich zur Chemotherapie ins Krankenhaus ging. Wolf und ich saßen in einem Straßencafé, inmitten von Stimmengewirr, Lachen, fröhlichen Unterhaltungen. Die Welt schien für alle in Ordnung zu sein.

Ich war noch ganz benommen von dem Gespräch mit Dr. Rau und Prof. Pinder. Nach fünf Krebsoperationen war meine Prognose nicht besonders günstig, und die Ärzte erhofften sich nun bessere Resultate von neuerlicher Bestrahlung und Chemotherapie. Doch der Katalog möglicher Nebenwirkungen war lang und erschreckend. Ich hatte Angst.

Da ging er vorbei.

Es war warm. Die Leute auf der Straße trugen endlich wieder Sommerkleider. Nur er schleppte sich in einem dunklen, viel zu langen Wintermantel die Straße entlang, der einzige Farbfleck war sein Schädel, haarlos und klein.

Ein Mann wie aus dem KZ, ging es mir flüchtig durch den Kopf.

Wochen später, wieder in der Nähe des Olivaer Platzes, sah ich ihn zum zweitenmal. Er erschien mir noch kleiner und hinfälliger geworden zu sein.

Je anstrengender die Therapie nun wurde, je mehr mir die Nebenwirkungen zu schaffen machten, um so wichtiger erschien mir die Begegnung mit ihm, den ich inzwischen „meinen Todesengel" nannte. Ich fuhr oft Umwege, nur um die Chance zu haben, ihn kurz zu sehen. In meiner Vorstellung hatte sich mein Schicksal mit seinem Leben verbunden. Die Gewißheit, daß er noch lebte, gab mir Hoffnung. Ein Jahr später sah ich ihn zum letztenmal. Diesmal in Jeans und Pulli, seine Haare modisch frisiert, verschwand er eilig, eine Einkaufstasche schwenkend, in einem Hausflur in der Xantener Straße. Ich hatte nicht den Mut, ihn anzusprechen.

Der Johannisbeerkuchen

Frau Moll wurde verlegt, es geht ihr wesentlich besser. Sie hat nun eine eigene Toilette, die Schwestern haben Zeit für sie und ermuntern sie zu mehr Selbständigkeit.

„Sie können sich den Unterschied gar nicht vorstellen. Ich bin vor allem nicht mehr so ängstlich, daß alles schnell gehen muß. Wenn ich auf die Toilette gehe, weiß ich, daß ich so lange machen kann, wie ich will. Inzwischen lege ich die Beutel selbst an, und wenn es mal nicht klappt, habe ich keine Hemmungen mehr, jemanden zu rufen."

Sie lächelt, und eine gewisse Befriedigung ist dabei unverkennbar: „Ich glaube, ich bekomme Lust, nach Hause zu gehen."

Später erfahre ich, daß Frau Moll in zwei Tagen entlassen wird. Also werde ich mich noch vor meinem Urlaub von ihr verabschieden.

„Hallo, Frau Moll, endlich können Sie gehen. Ich habe jetzt auch das Gefühl, daß Sie es selbst wollen."

„Ja, wirklich, jetzt fühle ich mich einigermaßen sicher, daß ich es schaffe zu Hause. Mein Mann sagte gestern schon: ‚Es gibt Johannisbeeren, schade, daß du mir keinen Kuchen backen kannst.'"

„Ach, das ist der Grund, weshalb Sie jetzt nach Hause wollen."

Wir lachen.

„Nein, nicht direkt. Oder vielleicht doch? Es tut mir weh, daß er auf so vieles verzichten mußte in der letzten Zeit. Ich habe doch sonst immer alles gemacht. Die Tochter tut ja leider nichts für ihn."

„Und nun wollen Sie möglichst schnell ihren gewohnten Platz in der Familie wieder ausfüllen."

„Na, ich hoffe, ich kann das auch."

„Und ich hoffe, Sie tun es nicht so schnell. Wir haben doch oft genug darüber gesprochen, wie schnell Sie sich überfordern mit dem Wunsch, es allen recht zu machen."

„Ja." Sie blickt etwas resigniert aus dem Fenster.

„Auf alle Fälle gebe ich Ihnen meine Telefonnummer. Rufen Sie mich an, wenn es Probleme für Sie gibt, ja?"

„Das wäre mir ganz lieb, ich rufe aber nur im Notfall an."

„Müssen wir jetzt noch festlegen, was ein Notfall ist?"

Sie lacht und umarmt mich. Dabei laufen ihr die Tränen übers Gesicht.

„Ich danke Ihnen sehr."

Beim Abschiednehmen habe ich immer ein banges Gefühl: Hoffentlich sehe ich sie nicht so schnell wieder.

Die eigenen Wünsche

Nach Blitzlicht und Entspannungsübungen habe ich mir das Thema vorgenommen „Was hat mir die Krankheit Positives gebracht?" Verblüfftes Schweigen. „Gebracht?"

Frau Ortmann meint dann: „Daß ich gelernt habe, mehr für mich zu tun. Nach so einem vermaledeiten Tag wie heute hätte ich mich passiv ins Bett gelegt. Jetzt gehe ich in die Gruppe, weil es mir wohltut."

Es wird heftig diskutiert: „Weil ich ohne Scheu Fragen stellen kann und Antworten bekomme."

„Ich merke, daß es anderen genauso gegangen ist, bekomme dadurch Mut, daß ich kein Einzelfall bin."

„Kann zu Hause nicht so gut darüber reden, für meinen Mann ist das Thema erledigt."

„Man lernt hier, zu seinen Wünschen zu stehen, erhält mehr Durchsetzungsvermögen."

Frau Hartwich erzählt, wie sie inzwischen, geübt in Rollenspiel und Stärkeübung, ihre Rechte in der Kur verteidigt hat. „Wäre mir vor der Krankheit nicht passiert. Da war ich immer lieb und hab' gedacht, die anderen haben recht." Manchmal sagt mein Freund jetzt sogar, ich habe mich verändert. Das freut mich sehr."

Bei dem Thema „Eigene Bedürfnisse spüren und durchsetzen" kommen wir zwangsläufig auf die eigenen Bedürfnisse in der Sexualität zu sprechen. Partner – Liebe – Ehe.

Frau Hartwich zitiert einen Schriftsteller, der geschrieben hat, daß die Brust Krebs bekommt, die wahrscheinlich nicht genug geküßt worden sei.

Erst wird Protest laut, dann Nachdenken. Dann wird heftig diskutiert über die eigene Sexualität, über die eigenen Wünsche.

Frau Gerhards wirft die Arme hoch und sagt temperamentvoll und ein wenig sehnsüchtig: „Aber man kann doch nicht plötzlich die Festbeleuchtung anmachen, wenn man bisher immer nur im dunkeln geliebt hat." Befreites Lachen – an diesem Thema werden wir sicher noch oft arbeiten.

Nach Schluß der Gruppe werde ich draußen von einer Frau

angesprochen: „Sagt mal, was seid ihr eigentlich für eine Gruppe. Immer kommt ihr hier so fröhlich heraus."

„Wir sind die Selbsthilfegruppe Krebs."

„Oh", sagt sie verblüfft, „euch schicke ich mal meine Mutter."

Abschied

„Ich habe die Therapie abgelehnt, du wirst es schon gehört haben. Ich werde keine weitere Therapie machen."

„Ja, ich weiß es schon, Mara. Warum hast du diese Entscheidung getroffen?"

„Du sagst nicht, daß es falsch ist?"

„Das kann ich doch nicht sagen, ich nehme an, es ist dir nicht leichtgefallen?"

„Es war schwer und auch wieder nicht. Alle haben seit gestern auf mich eingeredet, auch mein Mann: Du mit deinen kleinen Kindern mußt doch alles versuchen, probier es wenigstens noch einmal! Aber du kennst die Geschichte ja. Das letzte Mal war es das neue Medikament, was mich noch einmal dazu brachte, die Therapie fortzusetzen. Mir ging es dann so schlecht, ich dachte, wenn das nichts bringt, dann nie mehr."

„Ja, ich weiß das, und ich habe immer daran gedacht und gehofft, daß du nicht wieder zu uns kommen mußt."

„Jetzt bin ich aber wieder da, ich lass' mir nur noch Blut geben ... Das wird nicht lange gehen ... Ich muß sterben ... Ich weiß nicht, warum ich das plötzlich nicht nur denken, sondern auch sagen kann."

Sie liegt still im Bett, die Tränen rinnen in dünnen Bächen über ihr weißes Gesicht, das ganz unbeweglich ist, wie erstarrt. Das Zahnfleisch blutet und färbt die Lippen dunkelrot. Ihre weiße, glatte Hand liegt leicht in meiner.

„Du sagst, du kannst jetzt über das Sterben reden, es hat sich also etwas verändert, seit du das letzte Mal hier warst?"

„Mit meinem Mann kann ich das immer noch nicht, der zieht sich so zurück, daß ich Angst bekomme.

Wir haben oft darüber gesprochen, wie schwer es mir fällt, mich von den Kindern zu trennen. Die anderen werden weiterleben wie bisher, ich meine mehr oder weniger ... Meinst du, die Kinder können sich später noch an mich erinnern?"

„Das wäre dir sehr wichtig?"

„Nicht so, daß sie mich als Person erinnern sollten, ich denke eher als Gefühl, daß es da jemanden gab, der sie ganz wahnsinnig gern gehabt hat ..., so als Wärme."

„Ja, ich begreife, was Du meinst. Ich verstehe das sehr gut. Der Sechsjährige wird sich sicher auch an Dich als Person erinnern, der Vierjährige ...? Als ich dreieinhalb Jahre alt war, ist mein Opa gestorben, den ich sehr gern hatte. Ich kann mich bis heute genau daran erinnern, wie das war, als ich ihn das letzte Mal im Krankenhaus besucht habe. Meine Erinnerung daran ist sehr schön, durch kein negatives Ereignis getrübt ..."

„Ja, aber vielleicht behalten sie dann auch so ein Bild von mir, was ich eigentlich gar nicht bin ..."

„Du meinst, daß sie Dich vielleicht idealisieren ... ich glaube nicht, sie sind zu klein ... ist das wichtig für Dich ...?"

„Sehr. Ich habe mir schon lange Gedanken gemacht, wie ich sie behandeln soll. Eine Zeitlang wollte ich sie immer bei mir haben, ihnen so viel wie möglich von mir vermitteln ... wahrscheinlich noch mehr, mich vollkommen in ihr Gedächtnis ein ... ja, einbrennen vielleicht ... Dann mußte ich feststellen, daß ich das gar nicht mehr kann. Ich bin so schwach, sie sind so wild. In letzter Zeit habe ich sie oft weggeschickt, sie sollten wenig mit mir zusammen sein. Ich muß sie loslassen, damit es ihnen nicht so schwer wird, wenn ich nicht mehr da bin. Loslassen können ... das ist jetzt für mich das wichtigste."

„Ich bin sehr betroffen von dem, was Du gerade gesagt hast, ich bewundere Dich auch ..."

„Ach, vielleicht ist diese ‚Haltung' auch nur Erschöpfung, ich weiß nicht ... ich hatte mir das anders vorgestellt ... es ist am schwersten mit den Menschen zusammenzusein, die man am liebsten hat. Manchmal möchte ich mich ganz zurückziehen. Wenn wir hier so reden bin ich zwar auch traurig, aber entspannt."

Sie lächelt ein bißchen.

„Ich weiß, daß Du mich auch gern hast, aber doch auch mit dem nötigen Abstand. Du erwartest nichts von mir ... meine Verwandten gehen aus dem Zimmer, und ich weiß, daß sie draußen weinen. Vielleicht klingt das komisch ..."

„Ich kann das verstehen, Du kannst Dich bei mir vielleicht ein bißchen normaler fühlen."

„Wenn ich so nachdenke ... über die Kinder beispielsweise ... wenn ich gewußt hätte, daß ich mit 36 Jahren sterben muß, ich glaube, ich hätte keine Kinder bekommen. Vielleicht aber doch ... es ist wohl alles vorherbestimmt und hat damit auch einen Sinn. Vor einiger Zeit noch, vor allem vor der letzten Therapie, hatte ich eine wahnsinnige Angst zu sterben. Jetzt ist das anders, ich möchte nur nicht im Krankenhaus sterben ...

Jetzt beschäftigt mich mehr die Frage, ob mit dem Tod wirklich alles aus ist, ich meine, ob noch etwas von mir bleiben wird ... Du erinnerst dich an das Buch, das ich neulich mit hatte. Ich habe mehrere Bücher gelesen, die mich darin bestärkten, daß nicht alles von mir weg ist, wenn ich gestorben bin. Hast du dich denn mal damit beschäftigt?"

„Beschäftigt habe ich mich schon damit, aber du weißt sicher inzwischen mehr darüber als ich. Allerdings denke ich auch, daß etwas von einem bleibt, nicht im Sinne des Weiterlebens nach dem Tode ... Ich denke mir das so: Du gehst ja nicht verloren im Kosmos, es bleibt etwas da, wenn auch in anderer Form, z. B. als Erde, aus der etwas Neues wird. Dann lebt man in der Erinnerung der Menschen weiter, die man gekannt und geliebt hat ..."

„Das ist ja meist nicht lange so."

„Da hast du sicher recht. Aber es ist auch wichtig für Menschen, Erinnerungen wieder abzustreifen."

„Ja, aber meinst du nicht, ich müßte wieder anders mit den Kindern umgehen, damit sie noch etwas Besonderes von mir haben?"

„Ich hätte sicher die gleichen Gefühle wie du, ich meine aber nicht, daß du dich besonders anstrengen solltest. Vielleicht würde sie das irritieren, oder du wärst fremd für sie in deinen Bemühungen."

Wir sitzen schweigend zusammen. Es ist still im Zimmer, sie hat die Augen geschlossen und ist sehr erschöpft.

„Soll ich gehen, du willst vielleicht schlafen?"

„Nein."

Nach einer Zeit fängt sie wieder an zu sprechen, leiser als vorher.

„Würdest du meinen, daß die Kinder mit zur Beerdigung gehen sollten?"

Mir wurde die Frage schon einmal gestellt, und ich habe Angst, sie zu beantworten, und ich bin traurig.

„Ich glaube ja. Ich denke, daß Kinder auch eine Zeremonie des Abschieds brauchen."

Sie hat ihre Augen noch immer geschlossen, antwortet nicht.

„Renate, Du gehst doch nächste Woche selbst ins Krankenhaus?"

„Du erinnerst dich daran?"

„Ja, wir sehen uns nicht wieder, ich möchte mich von dir verabschieden. Ich danke dir."

„Nein, ich danke dir. Du hast mir viel gegeben."

Wir umarmen uns lange, ich streiche über ihren Kopf, auf dem die ersten Haare wieder wachsen, als wär's ein Neubeginn.

Margots Brief

Gabi schwenkt einen Brief, als ich unsere Zimmertüre öffne.

„Du, die Margot hat geschrieben, aus der Kur. Lies ihn schnell vor, ich bin neugierig."

Margot, 19 Jahre alt, Darmkrebs, Operation.

Sie wirkt sehr kindlich, labil, ist leicht zu verunsichern. Margot lebt seit einem Jahr allein, von ihrer Familie bekommt sie kaum Zuwendung. Sie hat wenig Kontakte zu jüngeren Leuten. Auf ihrer Arbeitsstelle fühlt sie sich überfordert, nicht ernstgenommen. Sie reagiert mit Bauchschmerzen und Durchfällen nach jedem Ärger. Im Augenblick ist sie eines unserer Sorgenkinder, wir kümmern uns alle drei um sie.

Nachdem Gabi es geschafft hat, ihre Kur durchzusetzen, sind wir nun auf den ersten Bericht von Margot gespannt.

Liebe Marina!

Mir gefällt es hier sehr gut. Vom Balkon aus kann man direkt ins Freiwildgehege schauen. Ich wohne in einem Doppelzimmer. Meine Zimmernachbarin ist nur drei Jahre älter als ich. Sie kommt aus Frankfurt. Ich habe eine Menge Anwendungen:

Bewegungsbad, Gymnastik, Massage usw.

Leider ist meine Zeit in der Klinik bald vorbei. Ich bekomme immer mehr Angst, wieder arbeiten zu gehen.

Bald ist Heiligabend. Meine Eltern fahren weg. Am liebsten würde ich hierbleiben, weil ich nicht weiß, wohin ich an diesen Tagen gehen könnte. Mit meinen Geschwistern macht es keinen Spaß mehr, die haben nur dumme Sprüche.

Abends kommen mir manchmal die Tränen.

Ich denke sehr oft über meine Arbeit nach.

Grüß bitte die Gruppe von mir.

Deine Margot

„Du, Gabi, wir müssen unbedingt was machen."

„Woran denkst du?"

„Im Kurhaus anrufen und um Verlängerung nachsuchen, und auf jeden Fall mit dem Arbeitgeber reden."

„Sollten wir zusammen hingehen, oder?"

„Klar, zusammen sind wir doch unschlagbar."

„Und wenn das nicht klappt mit der Verlängerung?"

„Muß einfach klappen. Du schaffst doch sonst immer alles."

„Na, diesen deinen Trick kenn' ich."

„Du, sonst müssen wir uns einen Plan überlegen, wie wir sie über die Zeit bringen. Weihnachten ist für einsame Leute tödlich. Ich weiß, wovon ich rede."

„Na, dann drück mir mal die Daumen für das Telefongespräch."

Heiligabend

Ein unentschiedener Wintertag. Smog legt sich auf meine Bronchien. Wir fahren heute mit der S-Bahn, entscheide ich. Nenad mault. Der Zug rattert durch die Gärten, fast durch die Wohnzimmer der Anwohner. In vielen Fenstern strahlen elektrische Kerzen, leuchten Weihnachtssterne an diesem frühen Nachmittag.

Mein Sohn, bepackt mit Geschenken für Freunde und Patienten, begleitet mich ins Krankenhaus. Er kann nicht still sitzen, redet auf mich ein, träumt laut von der Bescherung.

Auf der Straße spielen wir unser altes Spiel: Wer sieht die meisten brennenden Weihnachtsbäume auf seiner Seite. Ich bin unkonzentriert, Nenad kreischt bei jeder Neuentdeckung. „Sieben, acht, neun!"

Gedämpfte Stimmung auf der Station. Eine Mischung aus Feiertag, Langeweile, Erwartung und Trauer hängt in den Fluren. Es riecht nach Braten, Weihnachtsgebäck und frischgescheuerten Fußböden. Schwester Irmtraud hat eine andere Frisur und auch die Farbe verändert. Unter ihrem Kittel trägt sie schon ihr neues Kleid. Sie wird gleich nach Dienstschluß zum Flughafen fahren, um für drei Wochen nach Algerien zu fliegen. „Ich schreib' euch bestimmt eine Karte, schon allein, damit ihr mich beneidet", verspricht sie lachend. Auf dem Flur glänzt der Weihnachtsbaum und läßt meine Stimmung noch tiefer sinken.

Ich besuche Frau Hansen, höre mir zum viertenmal die Geschichte ihrer geplatzten Verlobung an, lese den Brief ihrer Cousine aus Bremen vor.

Inzwischen sitzt Nenad, reichlich versorgt mit Saft und Keksen, auf dem Flur und beobachtet jeden meiner Versuche, in ein Patientenzimmer zu gehen, mit Argwohn. „Mensch, Mama, nun komm doch endlich. Du wolltest doch nur zu einer Patientin, und das ganz kurz, hast du gesagt. Wann machen wir denn endlich Bescherung? Du schaffst es doch gar nicht mehr, den Baum zu schmücken. Ohne Bescherung gehe ich aber nicht zu Renate heute abend."

Wir fahren nach Hause. Es ist dunkel geworden inzwischen,

und unser Spiel lohnt sich jetzt. Nenad sammelt einen Lichterbaum nach dem anderen. Ich wische mir Schneeflocken und Tränen unbemerkt aus den Wimpern.

O du fröhliche ...

Im Wohnzimmer, auf dem Küchenschemel stehend, schmücke ich den Baum für uns zwei. Wir feiern heute Weihnachten allein. Bei jeder Kugel, jedem Spielzeug wird die Erinnerung wach. Den bemalten Vogel hat Wolf mir in München gekauft, diese kleine Glasglocke aus Italien mitgebracht.

Ich sitze vor dem Bäumchen und weine. „Mama, Mama, bist du denn immer noch nicht fertig", hämmert Nenad an die Wohnzimmertür.

„Warte noch, gleich."

Wenigstens an das Kind hätte er doch denken können. Mit großen teuren Geschenken will er sich freikaufen. Macht sich das Leben ganz schön bequem, denke ich. Zum Teufel soll er gehen. Ich heule vor Wut, Verbitterung und Einsamkeit.

Telefon! „Jassu Marina, fröhliche Weihnachten." – „O Vasili, danke, dir auch. Was hör' ich da für schöne Musik im Hintergrund. Wo bist du?"

„In der Kneipe, ein Freund spielt Gitarre." – „Seid ihr allein?"

„Ja, wir sind erst heute nacht eingeladen."

„Wollt ihr mich besuchen?"

Sie kommen. Schnell ist der Baum geschmückt, schnell mein verheultes Make-up repariert. Ich hol' aus der Geschenkkiste noch ein paar Kleinigkeiten für meine unvorhergesehenen Gäste.

O du fröhliche ...

Es wird ein lauter ausgelassener Weihnachtsabend.

Ich rufe Renate an, frage, ob sie nicht mit ihrer Weihnachtsgans herkommen will. „Ach", sagt Renate, „wir warten schon auf euch beide. Wo bleibt ihr denn?" Nein, kommen möchten sie nicht, sie sind Weihnachten lieber zu Hause. „Aber wenn es dir gutgeht, bin ich beruhigt."

Ich rufe Beate an: Ihre Schwiegermutter, es geht leider nicht. Vasili sieht mein enttäuschtes Gesicht. Nach einer Stunde sitzen seine griechischen Freunde an meinem Tisch, essen, singen, trinken, tanzen.

O du fröhliche ...

„So schön war Weihnachten noch nie", sagt Nenad. „Das war Spitze, Mama." Müde fällt er ins Bett.

Im Café

Ich sehe mich im Café um. Ich bin ein bißchen zu spät, sollte Frau Rudolph doch noch nicht dasein? Wir hatten uns für drei Uhr verabredet. Gerade als ich mich an einen der freien Tische setzen will, tippt mir jemand von hinten auf die Schulter. Ich drehe mich um, erstaunt:

„Frau Rudolph, Sie sind schon da?"

„Ja, ich habe Sie beobachtet, wie Sie mich gesucht haben." Sie sagt das nicht ohne Genugtuung.

„Stimmt. So kann man Sie ja auch nicht wiedererkennen." Wir freuen uns und umarmen uns.

„Der Glatzkopf wie im Krankenhaus bin ich nun nicht mehr. War ja auch höchste Zeit, mich zu verändern."

Ich freue mich, daß sie so gut aussieht, habe aber insgeheim meine Zweifel bei ihrer schlechten Prognose und der abgebrochenen Therapie.

Wir setzen uns und bestellen Kaffee. Ich sehe sie an und forsche nach Zeichen, wie es ihr denn tatsächlich geht.

„Na, Sie gucken ja so skeptisch!"

„Sie haben es erraten, ich habe mich tatsächlich gerade gefragt, wie es Ihnen wirklich geht."

„Na, kann ich mir denken. Sie waren ja auch nicht gerade dafür, daß ich die Therapie abgebrochen habe. Aber das habe ich Ihnen damals schon erklärt: Irgend etwas in meinem Körper hat mir gesagt: ‚Jetzt ist Schluß.' Ich hätte keine einzige Therapie mehr machen können. Und das war ja erst zu diesem Zeitpunkt so. Irgendwie wußte ich das ganz genau: Bis hierher und nicht weiter."

„Ja, ich weiß, ich konnte das ja deswegen ganz gut akzeptieren, weil das bei Ihnen so unbedingt war. Und wie ist es Ihnen danach gegangen?"

„Am Anfang schlecht. Wir hatten ja telefoniert, und es gab einen Punkt in unseren Gesprächen, den habe ich hundertprozentig befolgt. Sie wissen doch, ich war immer so, daß alle mit ihren Sorgen zu mir kommen konnten. Ich habe immer versucht zu helfen, und alle konnten sich bei mir ausquatschen und ausheulen. Und wenn ich's recht bedenke, haben die nie danach gefragt, wie es mir eigentlich geht. Darüber haben wir ja öfter gesprochen.

Am Anfang, als ich dann zu Hause war und die wieder angerufen haben, da wollte ich die alte Rolle wieder spielen. Ich habe dann auch oft geflennt, weil es ja auch ganz schön war, daß alle zu einem kamen. Aber dann habe ich mir gedacht: Halt, das ist eine Falle! Wenn ich die jetzt alle wieder kommen lasse, bin ich bald in dem Zustand wie vorher. Da ich mit meinem Verhalten krank geworden bin, will ich jetzt mal was anderes probieren – an mich denken, anders leben, das machen, was mir Spaß macht. Na ja, und da ich dachte, die werden das nie akzeptieren, habe ich sie halt nicht gesehen. Ich glaube, daß ich das nun langsam kann und dann auch die Freunde wieder treffen kann."

„Wahrscheinlich hätte ich es auch so gemacht."

„Ich unternehme jetzt auch viel alleine oder mit Freunden aus der Selbsthilfegruppe. Ich hätte ja nicht gedacht, wieviel Spaß mir manches wieder machen kann. Gesund essen tue ich auch. Na, ich weiß schon, daß das nicht unbedingt gegen meinen Krebs hilft, aber schaden tut's auch nicht, und mir macht es Spaß, was für mich zu tun."

„Hm ..." Ich denke insgeheim, das klingt ja ganz gut.

„Na und wissen Sie, wir brauchen uns ja nichts vorzumachen. Sie wissen ja auch Bescheid. Das geht so lange, wie's geht. Meine Prognose ist nicht gut. Aber jetzt, da fühle ich mich prima, und da genieße ich es auch. Es kommt nicht darauf an, daß ich unbedingt lange lebe, aber daß ich nicht mehr so dahinlebe als jemand, der keine eigenen Gedanken hat. Können Sie das verstehen?"

„Ja, ich denke schon."

„Klar, Sie haben mir ja dieses Kuckucksei ins Nest gelegt."

Wir lachen. Wir plaudern noch lange Zeit. Ich freue mich über ihre Lebhaftigkeit, die sie im Krankenhaus nie hatte. Sie zieht an ihrer Perücke und seufzt:

„Wenn ich erst wieder eigene Haare habe ... Das ist doch lästig mit dem Ding. Sie wachsen und sogar besser als vorher."

Beim Abschied sagt sie: „Ich denke, ich werde doch noch hin und wieder anrufen müssen."

„Klar, tun Sie es."

„Ich weiß, Sie sagen nicht auf Wiedersehen zu Patienten. Zu mir können Sie es ruhig sagen, ich weiß ja, daß wir uns wiedersehen."

Ich lächle, sage nichts, und sie verschwindet im Gewühl des Nachmittagsbetriebs.

Der Glückstag

Als ich am Freitag Frau Busch besuche, sitzt sie aufrecht, an viele Kissen gelehnt, im Bett und lächelt mich an. Das blaue Kopftuch, zu einem Turban geschlungen, paßt gut zu ihrer Augenfarbe.

„O, Marina", strahlt sie, „heute ist mein Glückstag." Erst war Frau Dr. Ewald hier, und ich habe endlich gewagt, sie zu umarmen, und sie hat nichts dagegen gehabt. Dann hatte meine Lieblingsschwester Dienst und hat mir Fotos von ihrer Verlobung gezeigt, und nun kommen auch noch Sie. Kommen Sie, geben Sie mir eine Zigarette. Der Aschenbecher steht hinter dem Vorhang. ‚Ich darf rauchen', sagt sie, als sie meinen fragenden Blick sieht. ‚Die wissen es doch alle und sagen nichts mehr dazu. Jetzt kommt es ja auch nicht mehr darauf an." Ich setze mich aufs Bett, und sie legt ihre Hand auf meinen Arm. „Ich bin so hungrig auf Hautkontakt. Früher hätte ich das nie gewagt. Meine Mutter sagte immer: ‚Die Haut ist die Grenze zum anderen Menschen, die darf man nicht überschreiten.'

Aber ich halte mich nicht mehr daran." Sie lacht ein wenig verlegen: „Ich nehme mir jetzt einfach, was mir guttut. Heute nacht, als ich wieder nicht schlafen konnte, mußte ich an Ihre Geschichte denken. Ich werde mich auch verändern. Aber ich möchte ein Igel werden und im Herbst in unserem Garten rascheln, damit mein Mann mich hören kann. Ich hab' ihm das schon gesagt."

Als ich nach der dritten Zigarette gehe, ruft sie mich zurück.

„Marina", murmelt sie, als ich mich über ihr Bett beuge, und legt ihre Arme um meinen Hals. „Geben Sie mir einen Kuß."

Am Abend ist Frau Busch gestorben. Ganz sanft eingeschlafen, sagt ihr Mann und weint.

Die Zukunft

Ich verabschiede mich vor meinem Urlaub von Herrn Ludwig. Wenn ich wiederkomme, wird er entlassen sein. Er lag lange mit einem Lymphom auf unserer Station, und wir haben uns täglich gesehen. Heute möchte ich ihm sagen, daß ich die Gespräche mit ihm vermissen werde.

„Herr Ludwig, wir waren doch lange und intensiv miteinander zusammen, glauben Sie mir, ich komme mir auch ein bißchen verlassen vor, wenn Sie jetzt nach Hause gehen werden."

„Ja, es war wirklich sehr intensiv, und wenn ich heute nachdenke, worüber wir gesprochen haben, so finde ich kein Ende. Ich meine, daß ich mich noch nie so viel und nachhaltig mit mir und meinem Leben beschäftigt habe wie hier im Krankenhaus und mit Ihnen."

„Sie haben ja selbst gemeint, daß Sie diese Krankheit gebraucht haben."

„Ja, wenn ich bedenke, wie schwer alles ist, die Krebserkrankung auszuhalten, die damit verbundene Angst vor allem – und trotzdem, hätte ich sie nicht bekommen, wäre alles so weitergelaufen wie bisher. Ich kann mir heute nicht mehr vorstellen, zwanzig Jahre einen ungeliebten Beruf ausgeübt zu haben, mehr noch, einen, der meiner inneren Einstellung und meinen Interessen geradezu völlig entgegenstand. Mit welcher Selbstverständlichkeit ich diese Zwänge akzeptiert habe, wie willig ich den Druck an andere weitergegeben habe!"

„Sie hatten schon längere Zeit das Gefühl, daß mit Ihrem Leben etwas nicht stimmt?"

„Da gab es so eine innere Leere und dann diese Kraftlosigkeit. Es war so, als wäre alles mit einem grauen Schleier überzogen. Erst dachte ich, das sei das Alter. So Anfang Vierzig stellen sich schon Veränderungen ein. Ich sah, daß meine 25jährigen Kollegen das alles viel besser meisterten ..."

„Dieses Gefühl, daß sich etwas geändert hat, diese physische und psychische Erschöpfung, was hat das bei Ihnen damals ausgelöst?"

„Ich war immer in Erwartung von irgend etwas, etwas mußte passieren."

„Dann kam die Diagnose Krebs."

„Das war wirklich ein Schock. Ich habe das Allerschlimmste befürchtet, zumal mir der Arzt, bei dem ich in Behandlung war, bevor ich hierherkam, absolut keine Hoffnung machte. Komischerweise schlug der Schock nach kurzer Zeit in eine Art Genugtuung um. Ich wußte plötzlich, warum ich mich schon länger so grau und elend fühlte. Ich hatte jetzt ein Symptom, und damit – so meinte ich – hatte ich das Recht erworben, mich anders zu verhalten."

„Und dann, haben Sie sich auch anders verhalten?"

„Wir haben ja viel und lange darüber gesprochen, und Sie haben mir sehr dabei geholfen, mich zu verändern."

„Na ja, Sie waren ein gutes ‚Medium'. Sie sind einer der Patienten, der sich am konsequentesten mit der Krankheit auseinandergesetzt hat und auch die größten Veränderungen anstrebt. Sie haben den Beruf aufgegeben, sich mit den finanziellen Belastungen und den Statusveränderungen, mit der Meinung der Umwelt auseinandergesetzt."

„Die Angst vor der eigenen Courage kommt immer mal wieder; anderseits spüre ich jetzt schon eine innere Freiheit, von der ich nie gewußt habe, daß es sie bei mir überhaupt gibt. Ich bin der Meinung, daß mich dieser Ekel vor bestimmten Handlungen der letzten Jahre krank gemacht hat, der Ekel und Überdruß ist mein Krebs ... Ich sehe meine Chance nur darin, daß ich ganz neue Wege einschlage."

„Das zu wissen und das zu tun sind zwei ganz unterschiedliche Dinge."

„Richtig, nur glaube ich jetzt, daß gegen die eigenen Intentionen zu leben Konsequenzen hat."

„Wir haben immer wieder darüber gesprochen."

„In meiner Umgebung versteht das so gut wie niemand. Meine Freunde, die meisten sind auch meine Arbeitskollegen, leben ja in diesem System wie ich vorher auch. Sie möchten das auch gar nicht hinterfragen. Wir können uns allerdings nicht mehr miteinander unterhalten – eine komische Erkenntnis: Worüber haben wir uns eigentlich früher unterhalten, nur über Arbeit? Wie dem auch sei, als ich denn sagte, daß ich Krebs habe – übrigens nicht im Einverständnis mit meiner Frau –, da hatte ich so ein Aha-Erlebnis, so nennt man das doch bei euch Psychologen."

„Wenn's eins war?"

Wir lächeln, weil er sich jetzt richtig in Fahrt geredet hat.

„Ja, jedenfalls war das alles verkrampft. Die einen hatten solche Angst, daß sie sich gleich abgesetzt haben, die anderen haben das alles bagatellisiert, ja sie haben fast Witzchen darüber gemacht, als wäre ich ein Simulant. Können Sie sich das vorstellen?"

„Ja, das kann ich, das ist die Hilflosigkeit."

„Schließlich war ich derjenige, der am souveränsten damit umging. Heute treffe ich niemanden mehr aus dieser Clique, wenn mir das vorher jemand gesagt hätte, daß mir das so leichtfällt ...

Wissen Sie, vorher haben wir uns getroffen in der Absicht, etwas zynisch alles durchzuhecheln, was so im Betrieb passierte, natürlich auch Klatsch. Ich hatte auch einen gewissen Spaß daran. Wie sollte ich denen heute erklären, daß mir der Zynismus abhanden gekommen ist, daß ich ganz neue Gefühle habe. Ich entdecke Pflanzen, sehe Blumen ganz anders, nehme Gerüche wahr, die ich vorher nicht kannte, freue mich über die Sonne ..."

„Also war es für Sie sogar sehr wichtig, eine Weile bei uns zu bleiben, um die Welt und sich selbst neu zu sehen."

„Das war unbedingt notwendig. Ich hätte das sonst nie begriffen und geschafft. Es war ein Glück, daß ich jeden Tag in den Tiergarten spazierengehen konnte, da habe ich über vieles nachgedacht, und plötzlich wurde manche Entscheidung ganz einfach. Anschließend haben wir gemeinsam meine ‚Schularbeiten' überprüft, und Sie haben mir fast immer gute Zensuren gegeben."

„Dic hatten Sie allerdings auch verdient ... Und dabei haben Sie ein so gesundes Aussehen bekommen, daß Sie noch Schwierigkeiten bekamen?"

„Meine Kollegen, die mich ab und zu gesehen haben, meinten etwas vorwurfsvoll, daß ich doch so gesund aussehe und wieder arbeiten sollte. Das sprach sich natürlich rum. Selbst mein Hausarzt hatte ja gesagt: ‚Was wollen Sie denn noch im Krankenhaus?' Der hatte überhaupt nicht kapiert, was sich bei mir tat."

„Ja, sie verstehen eben nur das, was sie sich selbst unter der Erkrankung und dem Umgehen damit vorstellen. Am besten soll das Leben so weitergehen wie bisher ...

Wissen Sie, was mir auffiel, daß Sie oft gesagt haben ‚vorher' und ‚nachher'".

„Ja, für mich gibt es das ‚Vorher', das war das Leben vor der Krankheit, und das ‚Nachher', das ist jetzt und ein ganz anderes Leben, wobei ich aber weiß, daß ich mich wohl niemals als geheilt betrachten kann."

„Daran zu denken, fällt Ihnen schwer?"

„Ja. Deshalb möchte ich auch lieber meinen Bekannten sagen: ‚Ich habe Krebs.' Die Krankheit gehört doch jetzt zu mir, sie ist ein Teil von mir, den ich doch nicht einfach leugnen kann ..."

„Dann tun's Sie es auch ..."

„Aber alle finden es anstößig, wenn ich sage: ‚Ich habe Krebs.'"

„Ihre Frau empfindet auch so, kränkt Sie das?"

„Es wird zumindest nicht einfacher für mich. Ich werde dadurch manchmal schwankend in meinem Willen, zu dieser Krankheit zu stehen."

„Ist das auch ein wichtiges Thema in Ihren täglichen Aufzeichnungen?"

„Sie wissen, ich schreibe schon länger Tagebuch, auch andere Sachen, kleine Geschichten, was ich so in meiner Umgebung beobachte, lauter nebensächliche Sachen – auch darüber."

„Ich habe nicht den Eindruck, daß das für Sie nebensächlich ist."

„Nein, bestimmt nicht. Ich lass' Sie mal etwas lesen davon."

„Das wollen Sie tun? Ich würde mich freuen. Sind Sie zufrieden mit dem, was Sie schreiben?"

„Es gefällt mir gar nicht schlecht."

Er lächelt entschuldigend, als könnte ich denken, er sei ein Angeber.

„Das ist schön, daß Sie es gut finden, sonst würden Sie vielleicht nicht daran weiterarbeiten. Vielleicht könnten Sie in dieser Richtung sogar Ihre Zukunft planen?"

„Vielleicht, aber ich möchte mir für solche Entscheidungen noch ein bißchen Zeit lassen."

Wir umarmen uns fast leichten Herzens. Ich werde ihn wiedersehen, und es wird ihm dann, so hoffe ich, nicht schlechter gehen.

Heute sagte Gabi zu mir: „Ich habe Herrn Ludwig gesehen, er war im Krankenhaus."

„Nein, wieso, ich habe ihn nicht getroffen."

„Dachte vielleicht, du bist noch im Urlaub."

„Hm."

„Wie findest du denn sein neues Motorrad?"

„Motorrad? Komisch, von dieser Veränderung hatte er nie gesprochen."

Herr Arnold

Auf meinem Schreibtisch liegt ein Zettel: „Herr Arnold ist heute in der Nachsorge. Zwölf Uhr." Das paßt gut. Ich freue mich, ihn wiederzusehen.

Als ich durch die Drehtür komme, sehe ich ihn von hinten, zeitunglesend. Ich schleiche mich an, halte ihm die Augen zu. Alle Patienten, die warten müssen, amüsieren sich.

„Na, wer bin ich?" Wie beim heiteren Beruferaten. Er zuckt die Schultern.

„Schwester Erika?" Ich muß lachen. „Das wäre wohl das letzte, was Schwester Erika machen würde."

„Frau Kreibich!"

„Richtig."

„Ich schaue ihn an, er sieht gut aus. Wir umarmen uns, drehen uns mehrmals um die eigene Achse.

„Sie haben mir nicht Bescheid gesagt, daß Sie heute hier sind."

„Doch habe ich, sonst wären Sie ja nicht hier."

„Sie sehen prima aus, geht es Ihnen auch so?"

„Ich habe vierzehn Tage überzogen, war mit meinem Weibe auf Sylt. Das war super."

„Hm."

„Ja, ich habe es selbst kaum geglaubt. Als ich nach Hause kam, eine Katastrophe, war ich schwach. Konnte mich überhaupt nicht zurechtfinden. Wäre fast wieder hier aufgetaucht."

„Warum haben Sie nicht angerufen?"

„Ich habe oft daran gedacht, aber die Wahrheit ist, daß ich Sie nicht länger als unbedingt nötig in Anspruch nehmen wollte. Muß mich ja mal wieder abnabeln."

„Ging's denn zu Hause?"

„Miese Laune, die konnten mir alle nichts recht machen. Ich sag' Ihnen, ständig war ich am Meckern, dann war, glaube ich, meine Frau bei Ihnen, stimmt's?"

„Ja, Sie sind ja nicht mitgekommen."

„Die setzte sich jedenfalls dann unheimlich ruhig zu mir: Muß mal mit dir reden. Ich hatte überhaupt keine Lust, dachte, jetzt kommt die mit ihrer Laienpsychologie, hatte auch Sie im Hinterkopf."

„Ein entzückendes Kompliment."

„Na und dann hat sie so rumgeredet, ich sei aggressiv, jeden Tag anders. Dazu muß ich sagen, hatten wir früher Probleme, war die immer gleich auf 100 – und jetzt so unheimlich ruhig! Sage ich: ‚Jetzt bin ich den ganzen Tag zu Hause, ist ja auch zum Kotzen, manchmal regt mich das halt auf.' Sagt meine Frau: ‚Vielleicht ist es auch die Angst, daß du immer noch nicht raus bist aus der Sache.'

Stimmt ja in gewisser Weise. Manchmal sitzt das wie ein Kloß im Halse, in den besten Situationen: ‚Mensch, vielleicht mußt du doch bald abtreten.' Jedenfalls, die Frau redet ganz vernünftig, meint, ich sollte ihr doch sagen, wenn ich solche Launen hätte, dann könnten wir drüber reden, jedenfalls weiß sie dann besser Bescheid."

„Vernünftig."

„Vernünftig? Das war die Lösung. Wir sind ja dann nach Sylt gefahren. Am Anfang ging es mir noch oft so! Dann hat sie sich zurückgezogen oder mich abgelenkt, toll. Wir haben uns das erstemal wieder richtig geliebt. Das ist doch in Ihrem Sinne, oder?"

„Ich kann mich zwar nicht entsinnen, Ihnen diesbezüglich spezielle Anweisungen gegeben zu haben, aber ..." Wir lachen.

Er nimmt meine Hand, küßt sie.

„Gnädige Frau, Sie sehen reizend aus, war das immer so?"

„Ich kann mich noch gut daran erinnern, wie Ihnen das manchmal auf die Nerven ging während der Chemotherapie. Ich konnte ja nicht mal mehr mein Parfüm benutzen."

„Gehen wir zusammen Kaffeetrinken?"

Aha, es scheint ihm wirklich gutzugehen.

„Heute nicht, ich treffe mich mit meiner Tochter, das nächste Mal, wenn Sie Lust haben, aber bitte mit Anmeldung."

„Ist ja wie beim Papst."

„Dafür aber viel schöner."

Wir verabschieden uns fröhlich.

Der Neubeginn

Nenad begrüßt mich heute verschmitzt lächelnd schon an der Tür, seine Arme versteckt hinter dem Rücken. „Rat mal, was ich in der Hand habe." – „Einen Brief von deiner Freundin." – „Von welcher? Nein." – „Meinen verlorenen Schlüssel?" – „Nein." – „Kinokarten?" – „Nein." – „Einen Gutschein, daß du jeden Tag abwäschst?" – „Tu' ich doch auch so", sagt er beleidigt.

„Ich weiß nicht, ich geb's auf." – „Mann, Mama, du bist vielleicht 'ne schlappe Nuß!"

Er zeigt ein Kuvert vor mit Fotos. Ich fange an zu weinen.

„Sag mal, spinnst du? So schlecht siehst du doch gar nicht aus. Aber ich hab' doch gleich gesagt, zieh das gelbe Kleid an."

Wie kann ich meinem Sohn erklären, was mir durch den Kopf fliegt.

Ich sehe mich vor dem Arzt sitzen.

„Jetzt weiß ich auch nicht mehr, was ich mit Ihnen machen soll, aber ich empfehle Ihnen, fahren Sie nach Heidelberg."

Mit einer hoffnungslosen Geste hat er all meine Träume zerstört.

Ich schreibe Wolf einen Abschiedsbrief und kann ihm, vielleicht zum erstenmal, meine Liebe und meinen Dank unverstellt für ein rundes, erfüllt gelebtes Leben sagen. Ich schreibe von meinen Hoffnungen und Wünschen für Nenads Zukunft und von meiner Trauer, jetzt schon Abschied nehmen zu müssen.

Mein Sohn – ich werde es nie erleben, wie du, eine goldglänzende Schultüte im Arm, zum erstenmal deine Klasse betrittst. Wie du den ersten Satz buchstabieren lernst und „Liebe Mama" schreibst. Wie du Fahrrad fahren wirst und die erste Fünf nach Hause bringst. Wie du deine erste Freundin vorstellst und nachts das erstemal wegbleibst. Wie du das erste Bier trinkst und zum erstenmal allein verreist. Wie du lieb, frech, zärtlich, aufsässig und erwachsen wirst. Ich werde dich auf diesem Weg nicht begleiten können.

Ich nahm die Fotos in die Hand. Ein wenig verlegen, aber sonst sehr stolz in seinem ersten hellgrauen Jackett mit ordentlich gebundener, blauer Krawatte, eingerahmt von seinem Vater, seiner Mutter, schaut ein junger Mann in die Kamera.

Mein Sohn Nenad, 14 Jahre alt, gerade konfirmiert.

Dann auf dem Ausflugsdampfer schon gelöster nach seinem ersten Glas Sekt, fröhlich inmitten seiner Freunde, strahlt er den Betrachter an. Das nächste Foto zeigt eine entspannte Frau, mich, umgeben von lachenden Gästen, zwischen Wolf und meinem Freund Hermann sitzend.

Ich spüre Erleichterung und so etwas wie Dankbarkeit.

Ein Abschnitt meines Lebens ist beendet. Mein Sohn Nenad ist fast schon ein junger Mann geworden.

Und ich: Ich habe mein Leben selbst in die Hand genommen, bin unabhängig geworden. Meine Vergangenheit kann ich jetzt sehen als das, was sie war: ein Stück mit Wolf symbiotisch gelebte Lebenszeit, die nun zu Ende ist, sich jetzt in eine Freundschaft verändert hat. Ich kann wieder lieben und werde geliebt.

Mein Freund Hermann vermittelt mir das Gefühl, eine genußfähige Frau zu sein, der das Leben und auch die Sexualität mehr denn je Spaß macht.

Die Krankheit hat in meinem Leben den Platz eingenommen, der ihr zusteht. Ich habe sie gebraucht, sie war der Anstoß für Veränderungen und Neubeginn.

Das Telefon läutet, eine Frau fragt zaghaft, ob sie mich mal stören dürfte ...

Inhalt

Wir danken unseren Patienten für ihre Mitarbeit an diesem Buch und die vielfältigen Erfahrungen und Bereicherungen, die wir durch die Arbeit mit ihnen bekommen konnten.

Wir danken Frau Dr. Rühl, Chefärztin für Strahlentherapie und Herrn Grüneberg, Verwaltungsleiter im Krankenhaus Moabit für das Vertrauen, das sie uns entgegengebracht haben und das uns die Arbeit sehr erleichtert hat.

Besonders möchten wir unserer Kollegin Gabi Thiele danken, die als Sozialarbeiterin eine wichtige Stütze unseres Teams ist.

Schließlich gilt unser Dank auch allen Kollegen, Ärzten und dem Pflegepersonal im Krankenhaus, die unsere Arbeit mit Interesse, Anteilnahme und Kritik unterstützen.

Spektrum/Lebenswissen

Lorenz Wachinger
Wie Wunden heilen
Sanfte Wege der Psychotherapie
Band 4009
Die Quintessenz von über 20jähriger therapeutischer Erfahrung.

Rüdiger Rogoll
Nimm dich, wie du bist
Wie man mit sich einig werden kann
Band 4046
Transaktionsanalyse konkret: Wer innere Konflikte aufarbeitet, kommt auch mit seinen Mitmenschen besser zurecht.

Werner Rautenberg/Rüdiger Rogoll
Werde, der du werden kannst
Persönlichkeitsentfaltung durch Transaktionsanalyse
Band 4062
Dieses Buch hilft, die eigene Lebensgeschichte zu entziffern und alle Möglichkeiten zur persönlichen Entfaltung zu nutzen.

Chérie Carter-Scott
Negaholiker
Das Rettungsbuch für alle Schwarzseher und notorischen Pessimisten
Band 4075
Das praktische Selbsthilfeprogramm für alle, die sich weniger zutrauen, als sie wirklich können.

Rüdiger Rogoll
Nimm mich, wie ich bin
Lieben und lassen in der Partnerschaft
Band 4102
Rüdiger Rogoll entwirrt die komplizierten Regeln von Psychospielen in der engen Beziehung zwischen Menschen.

HERDER / SPEKTRUM

Spektrum/Erfahrungen

Irmhild Söhl
Tadesse, warum?
Das kurze Leben eines äthiopischen Kindes in einem deutschen Dorf
Vorwort von Gunnar Hasselblatt
Band 4005

„Das Protokoll eines Lebens zwischen allen Fronten. Ein erschütterndes Dokument" (Zeit-Magazin).

Elfriede Mosenthin
Am Ende bleibt die Menschlichkeit
Als Nachtschwester auf der Pflegestation
Band 4015

Erfahrungen vom Schicksalhaften und Schönen, von Rücksichtslosigkeit und anrührender Wärme. Ein Zeugnis engagierter Menschlichkeit.

Waltraud von Tucher
Das Baby-Nest
Ein Kampf gegen Paragraphen und Lieblosigkeit
Band 4026

Von der Suche nach einem neuen Zuhause. Der Wirklichkeit gewordene Traum einer energischen Frau, die ihr Leben für Kinder lebt.

Margot Dombrowe
Ab morgen nie wieder
Der verzweifelte Kampf einer Mutter um ihr drogensüchtiges Kind
Band 4028

Wie eine Mutter die Sucht ihres Sohnes erlebt. Eine Geschichte, die packt.

Paul Sporken
Mein Weg zurück ins Leben
Wie ich lernte, Krankheit und Alter zu bejahen
Band 1078

Wider die Mutlosigkeit: Stationen des Kampfes um ein gelingendes Leben.

Spektrum/Frauen

Verena Kast
Loslassen und sich selber finden
Die Ablösung von den Kindern
Band 4002
Phasen und Chancen im Ablösungsprozeß von den Kindern.

Christine Swientek
Mit vierzig depressiv, mit 70 um die Welt
Wie Frauen älter werden
Band 4010
Älterwerden nicht als Last, sondern als Lust und Chance.

Frauenlexikon
Wirklichkeiten und Wünsche von Frauen
Herausgegeben von Anneliese Lissner, Rita Süssmuth, Karin Walter
Mit einem aktuellen Beitrag zur Situation der Frauen in den neuen Bundesländern von J. Gysi und G. Winkler
Band 4038
Kompetent, engagiert, wegweisend: das umfassende Standardwerk. „Der Konsens fortschrittlicher Frauen" (Publik-Forum).

Sabine Brodersen
Inge
Eine Geschichte von Schmerz und Wut
Band 4059
Zwei junge Frauen. Eine Krankenschwester wird die Bilder von Inges Operation nicht los. Mitreißend intensiv und hautnah erzählt.

Julie und Dorothy Firman
Lieben, ohne festzuhalten
Töchter und Mütter
Band 4117
Ein einfühlsames, ehrliches Buch für ein geglücktes Verhältnis von Töchtern und Müttern in allen Phasen des Lebens.

HERDER / SPEKTRUM

Spektrum/Brennpunkt

Eugen Drewermann
Die Spirale der Angst
Der Krieg und das Christentum
Mit vier Reden gegen den Krieg am Golf
Band 4003
Ein Buch für eine neue Qualität des Zusammenlebens in Politik, Gesellschaft und Religion.

Richard Lamerton
Sterbenden Freund sein
Helfen in der letzten Lebensphase
Vorwort von Paul Türks
Band 4004
Richard Lamerton, ein Arzt der Hospizbewegung, zeigt: menschliche Nähe für Sterbende und Trauernde ist wichtig und möglich.

Tüchtig oder tot
Die Entsorgung des Leidens
Herausgegeben von Jürgen-Peter Stössel
Band 4012
Wer nur auf die Effektivität des Menschen setzt, grenzt nichtleistungsfähiges Leben aus. Die Konsequenz ist brutal und brisant.

Gerhard Bühringer
Drogenabhängig
Wie wir helfen können
Band 4064
Was geht in einem Drogensüchtigen vor, wie sieht sein Alltag aus?

Lexikon Medizin – Ethik – Recht
Darf die Medizin, was sie kann?
Information und Orientierung
Band 4073
Mit dem Fortschritt der Medizin wächst die Verantwortung.

HERDER / SPEKTRUM